传统医学宝库丛书

通经活络——针刺疗法临证应用

赵 宏 韩明娟 编著

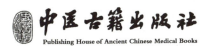

图书在版编目（CIP）数据

通经活络：针刺疗法临证应用 / 赵宏，韩明娟编著 . —北京：中医古籍出版社，2021.6

（传统医学宝库丛书 / 孟竞璧主编）

ISBN 978 – 7 – 5152 – 1977 – 6

Ⅰ. ①通… Ⅱ. ①赵… ②韩… Ⅲ. ①针刺疗法 Ⅳ. ①R245.3

中国版本图书馆 CIP 数据核字（2019）第 292782 号

传统医学宝库丛书

通经活络——针刺疗法临证应用

赵　宏　韩明娟　编著

责任编辑	郑　蓉　成晓玉	
封面设计	韩博玥	
出版发行	中医古籍出版社	
社　　址	北京市东城区东直门内南小街 16 号（100700）	
电　　话	010 – 64089446（总编室）　010 – 64002949（发行部）	
网　　址	www.zhongyiguji.com.cn	
印　　刷	廊坊市鸿煊印刷有限公司	
开　　本	710mm×1000mm　1/16	
印　　张	10.75	
字　　数	125 千字	
版　　次	2021 年 6 月第 1 版　2021 年 6 月第 1 次印刷	
书　　号	ISBN 978 – 7 – 5152 – 1977 – 6	
定　　价	68.00 元	

《传统医学宝库丛书》编委会

总 主 编 孟竞璧

副总主编 喻晓春　朱元根

编　　委 （按姓氏笔画排序）

于　栋　王莹莹　刘乃刚　李彩芬
张和平　尚晓玲　赵　宏　赵囘琪
钟梅泉　高俊虹　韩　颖　韩明娟
霍　金

序

中医学素有"良丁（高明的医生）不废外治"的说法。

作为中医外治法之一，砭石疗法为中华民族的繁衍昌盛做出了巨大贡献。湖南长沙马王堆汉墓出土的帛书《脉法》有"用砭启脉者，必如式，痈肿有脓，则称其小大而为之砭"的记载，就是用砭刀刺破血脉来治疗痈肿。

汉成帝河平三年（公元前26年），刘向组织针灸学家在继承《素问》五脏理论的基础上，创立了十二经脉血气运行的理论体系，指导中医针灸医疗实践几千年而不衰。《灵枢·九针十二原》记载："余子万民，养百姓，而收其租税。余哀其不给，而属有疾病。余欲勿使被毒药，无用砭石，欲以微针通其经脉，调其血气，营其逆顺出入之会。令可传于后世，必明为之法，令终而不灭，久而不绝，易用难忘。"到东汉服虔明确指出："季世复无佳石，故以铁代之。"说明砭石疗法或已失传，从而导致针灸疗法大发展。明代《金针赋》总结了针刺的十四种手法，流传至今，久盛不衰，并已走向世界。

西周《礼记》已有疡医用手法和工具治疗伤痛和骨折的相关记载，但医家治疗骨伤病却未在《内经》记载。东汉医家华佗发明了麻沸散，施骨外科手术的故事流传于世。中华人民共和国成立后，骨伤名医尚天裕著《中西医结合治疗骨折》，记述了中医治疗骨伤科疾病相关内容。

唐代有用苎麻蘸水施刮法治疗"沙证"的记载。到元代，危亦林专著《世医得效方》记有治疗"沙证"之法：以苎麻蘸水于颈项、两肘臂、两腕膝等处施以刮法，待见到血凝，皮肤现粟粒状红点之后，覆盖衣被，吃少量粥汤，汗出而愈。之后朱震亨撰有《丹溪心法》，将"沙证"改称"痧证"而流传于世。

拔罐疗法很多老人都会用，以竹、瓷、玻璃为罐，将硬纸点燃放入罐中排气，然后将罐立即扣到酸麻胀痛部位，使皮肤表面红肿发紫，但不出血，或针刺穴位后将罐扣上，以排毒血，达到通经活络、消肿止痛的目的。但留罐时间不宜过长，必须注意观察，以防出现水疱，造成感染。

20世纪40年代，武汉名医孙惠卿以《灵枢·官针》中"扬刺者，内正一，旁内四，而浮之，以治寒气之博大者也"为依据，创立了七星针。用不锈钢针组成"内三，两旁二"，再用竹筷子打洞加以固定，使针尖齐平，如七星并列，故名。之后又改称梅花针，因其疗效奇佳，在两湖地区名声远扬。

耳针疗法在我国古代已有应用，明代出现了世界上第一张耳部穴位图。法国学者学习了我国经验，绘制成近代的耳穴图。之后，我国学者又汇总了我国古代和国外的经验，将耳针研究和应用大大向前推进。耳针疗法具有简、便、廉、效又无副作用的特点，近年来国外掀起了耳针研究的热潮，国际交流广泛开展。我国也制定了耳穴名称与定位的国家标准，并成为制定国际标准的基础，使耳针疗法得到进一步推广和普及。

现代微创手术的发展启发了朱汉章医师，他努力钻研，将不锈钢三棱针加以改造，制成小针刀，开展小针刀微创手术，在慢性经筋粘连性疾病的治疗上取得较理想的疗效。小针刀是中西医结合的产物，它的发明促进了传统针具的新发展，为中医学宝库中的外治法创新做出了贡献。

1987年，在中国首届艺术节上，大禹时期的文物泗滨浮石以其美妙的声音震惊世界，同时引起中医界兴奋，它被认为极有可能是失传2300多年的制作砭具的佳石。经检测，泗滨浮石制成砭具在指背每擦一次可发射超声波脉冲达3698次，其频率范围为2万~200万Hz。采用先进远红外线探测仪，泗滨浮石制成的砭具在最大量程14.5μm处其辐射能量密度仍保持高值，将砭块置于距体表1cm处，可使体表温度增高2℃以上，提示砭石具有极远红外线辐射，可加快血流速度，改善微循环。据此，笔者请时任中国针灸学会常务副会长的李维衡教授和有关专家验证后，又特请领导批准成立中国针灸学会砭石分会。

《传统医学宝库丛书》编写的宗旨是继承发扬传统医学，为大众健康服务，我们力求做到图文并茂，突出实用性，以利于广大喜爱中医外治法的读者学习和施治参考。书中如有疏漏或不当之处，敬请同道给予指正。

孟竞璧
2019年12月

前言

针灸是中医外治法中具有特色的疗法之一，自古至今，经过历代医家探索和经验总结，其理论不断发展和充实，治疗方法不断丰富，治疗范围不断扩大，对内、外、妇、儿等临床各科多种疾病均具有良好的治疗效果。针刺疗法以五脏和经络理论为基础，通过专业的手法操作，可以达到治疗多种疾病的目的，充分体现了其"内病外治"的特色，及中医辨证论治、因人而异的诊疗特点。

近年来，国家对中医药事业的继承和发展非常重视，随着《中华人民共和国中医药法》的出台和贯彻实施，各级政府、团体对中医药事业的支持，以及大众对健康的追求，中医药事业得到巨大发展。特别是在2020年新冠肺炎疫情下，中医药以其特色疗法对疫情的控制发挥了重要作用，大众对中医药，特别是中医外治疗法的关注度越来越高。

临床中，我们常常遇到患者在感受到针刺的神奇疗效后，对针刺疗法产生浓厚的兴趣，开始通过各种途径学习中医理论和针灸疗法。但是，面临市场上诸多的资料，又感到眼花缭乱，无从选择。许多医师也表示，自己虽然身在临床，但由于工作繁忙，对针刺疗法缺乏系统的基础理论的整理和复习，以及对名家诊治经验和现代研究进展的积累。考虑以上原因，我们在内容上尽量涵盖基础理论和临床诊疗经验，整理编著此书。

本书分为基础篇和应用篇，基础篇介绍穴位与毫针刺法的相关知识，第一章详细介绍穴位的发展、分类、定位以及特定穴和各个部位常用穴的主治功效；第二章阐述不同针刺方法和常见针刺异常情况的预防和处理，此举为夯实理论基础，服务于临床诊疗。应用篇中总结了各位名老专家的临床经验，对急危重症及内科、外科、妇科、儿科和五官科中针灸确有其效的疾病进行分类整理，以帮助读者快速识别疾病，明确诊断，确定诊疗思路。之后又附保健针法与穴位图谱，满足读者更多临床及保健需求。

由于编者水平有限，对名老专家经验的理解与总结或有不完善和疏漏之处，敬请各位专家、读者批评指正，以便进一步完善。

赵 宏

2020年6月

绪论 ··· 1
  一、针刺的起源和发展 ······································· 1
  二、经络系统的组成 ··· 4
  三、五脏理论指导针刺临床实践 ····························· 5
  四、经络理论指导针刺临床实践 ···························· 15

上篇　基础篇

第一章　穴位 ·· 21
  第一节　穴位的概述 ··· 21
  第二节　穴位的发展和分类 ································· 22
    一、穴位的发展 ··· 22
    二、穴位的分类 ··· 24
  第三节　穴位的数量 ··· 25
  第四节　穴位的定位法 ······································ 25
    一、体表解剖标志定位法 ································· 26
    二、骨度折量定位法 ····································· 26
  第五节　中医理论指导下特定穴的分类及意义 ············ 28
    一、五输穴 ·· 28
    二、下合穴 ·· 30
    三、原穴和络穴 ··· 31
    四、郄穴 ··· 34

五、背俞穴和募穴……………………………………………… 35
　　六、八会穴……………………………………………………… 38
　　七、八脉交会穴………………………………………………… 39
第六节　常用穴位的主治…………………………………………… 41
　　一、头面部常用穴位及其主治………………………………… 41
　　二、胸腹部常用穴位及其主治………………………………… 42
　　三、背腰部常用穴位及其主治………………………………… 43
　　四、上肢部常用穴位及其主治………………………………… 44
　　五、下肢部常用穴位及其主治………………………………… 45

第二章　毫针刺法…………………………………………………… 49
第一节　针刺方法…………………………………………………… 49
　　一、进针方法…………………………………………………… 49
　　二、针刺的角度、方向、深度………………………………… 52
　　三、行针手法…………………………………………………… 54
　　四、得气、候气、催气和守气………………………………… 57
　　五、针刺补泻…………………………………………………… 58
　　六、留针与出针………………………………………………… 61
第二节　针刺异常情况的处理与预防……………………………… 62
　　一、晕针………………………………………………………… 62
　　二、滞针………………………………………………………… 63
　　三、弯针………………………………………………………… 64
　　四、断针………………………………………………………… 64
　　五、针后异常感………………………………………………… 65
　　六、针刺引起创伤性气胸……………………………………… 66
　　七、刺伤脑和脊髓……………………………………………… 67
　　八、刺伤内脏…………………………………………………… 68

下篇　应用篇

第三章　针刺治疗 …… 73
第一节　针刺治疗急重病症 …… 73
一、哮喘急性发作（窒息） …… 73
二、急性心肌梗死及心源性休克 …… 75
三、急性发热 …… 79
四、急性昏迷 …… 81
五、休克 …… 83
六、膈肌痉挛 …… 85
七、舌肌麻痹 …… 87
八、三叉神经痛 …… 88
九、癔症性瘫痪 …… 90
十、惊厥 …… 91
十一、中暑 …… 93
十二、晕厥 …… 95
十三、急性脑血栓形成 …… 97
十四、心律失常 …… 100

第二节　针刺治疗内科疾病 …… 101
一、感冒 …… 101
二、咳嗽 …… 103
三、肺痨 …… 106
四、疟疾 …… 107
五、呕吐 …… 109
六、胃脘痛 …… 111

第三节　针刺治疗外科疾病 …… 114

一、丹毒 …………………………………… 114

　　二、胆石症 ………………………………… 116

　　三、阑尾炎 ………………………………… 117

　　四、带状疱疹 ……………………………… 119

　第四节　针刺治疗妇科疾病 ………………… 120

　　一、痛经 …………………………………… 120

　　二、胎位不正 ……………………………… 122

　　三、滞产 …………………………………… 123

　　四、产后乳汁不足 ………………………… 124

　第五节　针刺治疗儿科疾病 ………………… 126

　　一、厌食 …………………………………… 126

　　二、新生儿窒息 …………………………… 128

　　三、小儿腹股沟疝 ………………………… 129

　　四、小儿脑性瘫痪 ………………………… 130

　第六节　针刺治疗五官科疾病 ……………… 132

　　一、睑腺炎 ………………………………… 132

　　二、青盲 …………………………………… 133

　　三、角膜炎 ………………………………… 135

　　四、急性扁桃体炎 ………………………… 136

　　五、牙痛 …………………………………… 137

　　六、急性中耳炎 …………………………… 138

第四章　针刺养生保健 …………………………… 140

　第一节　古代文献中关于针刺保健的记载 … 140

　第二节　保健针法的临床应用 ……………… 142

　附录　穴位图谱 ……………………………… 150

绪 论

一、针刺的起源和发展

针法的历史,是随着针具创制材料和工艺的改进而逐步演变更新的。针尖由粗而细,针具由石、竹、骨逐步演变成铁、铜、金、银,直到现今的不锈钢,逐步变得精巧细微,更加适应医疗的需要。

远古人类由于居住在山洞,地处阴暗潮湿,加上与野兽搏斗,多发生风湿和创伤痛。当身体某处有了痛楚时,除祈祷鬼神外,很自然地会用物去揉按、捶击以减轻痛苦,或用一种楔状石块叩击身体某部,或放出一些血液使疗效更为显著,这就是针刺的萌芽。《山海经》记载有"高氏之山,有石如玉,可以为针",这是远古人类以砭石代针治病的佐证。1963年,内蒙古自治区多伦旗头道洼新石器时代遗址中出土了一根磨削的石针,经鉴定为针刺的原始工具。

先秦两汉时期,政治、经济、文化的发展为医药学的发展提供了条件。针刺工具由砭石、骨针发展到金属针具,特别是九针的出现,扩大了针灸实践范围,促进了针灸学术的飞跃发展,针灸理论也不断得以升华。据《左传》记载,春秋战国时期的医缓、医和均擅长针灸。先秦名医扁鹊(秦越人)在给虢太子治尸厥时,让其弟子子阳取外三阳五会而使太子复苏,又令弟子子豹药熨两胁下,而见太子坐起,证明在先秦时期针砭、火灸、热熨等均已广泛用于各种疾病的治疗。针灸的广泛应用对临床实践的总结和提高以及医学理论的形成和发展起了重大的作用。战国时期开始逐渐成书的《内经》,以阴阳、五行、脏腑、经络、精神、气血等为主要内容,基于整体观阐述了人体生理病理、疾病诊断要领及其防治原则。其中《灵枢》又称《针经》,较为完整地论述了经络腧穴理论、刺灸方法和临床治疗等,对针灸医学做了比较系统的总结,为后世针灸学术的发展奠定了基础。1973年长沙马王堆三号汉墓出土的医学帛书中,有两本古代关于经脉的著作,它们论述了十一条脉的循行分布、病候表现和灸法治疗。根据其足臂阴阳的命名特点,称之为"足臂十一脉灸经"和"阴阳十一脉灸经",反映了针灸学核心理论——经络理论的早期面貌。大约成书于汉代的《难经》,又名《黄帝八十一难经》,以阐明《内经》为要旨,其中关于奇经八脉和原气的论述,补充了《内经》的不足。同时,该书首次提出了八会穴,并对五输穴按五行学说做了详细的解释。这一时期许多著名的医学家都很重视研究针灸,如我国病历记录的创始者淳于意为菑川王治"蹶,上为重,头痛身热"时,"刺足阳明脉左右各三所"(《史记》)。创立六经辨证的张仲景,在其著作《伤寒论》中,不仅在方药方面给后人留下了许多光辉的典范,在针灸学术上也有卓越的贡献。仅《伤寒论》太阳病篇涉及针灸内容的就有20多条,主张针药结合。以外科闻名于世的华佗亦精于针灸,创立了著名的"华佗夹脊穴"。

清初至民国时期,针灸医学由兴盛逐渐走向衰退。1742年,吴谦等撰《医宗金鉴》,其《医宗金鉴·刺灸心法要诀》不仅继承了历代前贤针灸要旨,并且加以发扬光大,通篇歌图并茂,自乾隆十四年

(1749年)被定为清太医院医学生必修内容。清代后期，以道光皇帝为首的封建统治者以"针刺火灸，究非奉君之所宜"的荒谬理由，悍然下令禁止太医院用针灸治病。1840年鸦片战争后帝国主义入侵中国，西方医学由此进入中国，加之当时的统治者十分歧视并极力要消灭中医，针灸一再受到打压和摧残。尽管如此，由于针灸治病深得人心，在民间仍广为流传。针灸名医李学川于1817年撰《针灸逢源》，强调辨证取穴、针药并重，并完整地列出了361个经穴，其仍为今之针灸学教材所取用。

民国时期政府曾下令废止中医，许多针灸医生为保存和发展针灸学术这一祖国医学文化的瑰宝，成立了针灸学社，编印针灸书刊，开展针灸函授教育。如近代著名针灸学家承淡安先生，为振兴针灸学术做出了毕生贡献。在此时期，中国共产党领导下的革命根据地提倡学习西医的同时应用针灸治病，在延安的白求恩国际和平医院开设针灸门诊，开创了针灸正式进入综合性医院的先河。

中华人民共和国成立以来，国家十分重视继承发扬中医学遗产，制定了中医政策，并采取了一系列措施发展中医事业，使针灸医学得到了前所未有的普及和提高。20世纪50年代初期，卫生部直属的针灸疗法实验所（现中国中医科学院针灸研究所）率先成立，随之，全国各地相继成立了针灸的研究、医疗、教学机构，从此以后"针灸学"被列入中医院校学生的必修课，绝大多数中医药院校开设了针灸专业，针灸人才辈出。70多年来，针灸学界在继承的基础上翻印、点校、注释了一大批古代针灸书籍，结合现代医家的临床经验和科研成就，出版了大量的针灸学术专著和论文，还成立了中国针灸学会，学术交流十分活跃，并在针刺镇痛的基础上创立了"针刺麻醉"。针灸的研究工作也不单纯限于文献的整理，还包括针灸临床疗效的系统观察，研究人员对经络理论、针刺镇痛的机制、穴位特异性、艾灸作用机制等，结合现代生理学、解剖学、组织学、生化学、免疫学、分子生物学，应用声、光、电、磁等边缘学科中的新技术进行了实验研究。临床实践证实了针灸对内、外、妇、儿、骨伤、五官等临床各科多种病症的治疗均有较好的效果。

二、经络系统的组成

十二经脉是气血运行的主要通道，其主要作用是联络脏腑肢体和运行气血、濡养全身。十二经脉的命名结合了手足、阴阳、脏腑三个方面。十二经脉统分为手经、足经两类：手经六条，足经六条。十二经脉又分阴经、阳经两类，阴经分为少阴、厥阴、太阴，阳经分为少阳、阳明、太阳。十二经脉中六条阴经对应六脏（心、肝、脾、肺、肾、心包），六条阳经对应六腑（胃、胆、大肠、小肠、膀胱、三焦）。因此，十二经脉中每一经脉的名称都包括了手或足、阴或阳、脏或腑三个部分，如手太阴肺经。经络系统的组成见表绪-1。

表绪-1 经络系统的组成

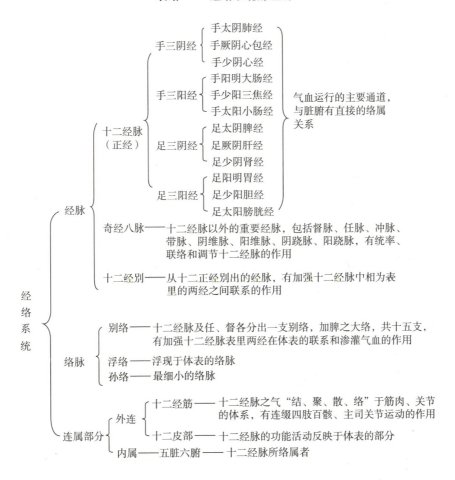

三、五脏理论指导针刺临床实践

脏腑证治是以脏腑理论为基础，将四诊所获得的症状和体征进行综合分析，从而对病变所在的脏腑、病变性质以及正邪的盛衰做出诊断，并进行治疗的一种辨证论治方法。由于十二经脉隶属于六脏六腑，经脉与脏腑在生理上密切相连，在病理上息息相关，所以《灵枢·经脉》篇关于十二经脉的病候中，相应脏腑病证占有一定的比例。

（一）肺病证治

1. 风寒束肺 症见恶寒重，发热轻，头痛，全身酸痛，无汗，鼻塞，流清涕，咳嗽，痰涎清稀，苔薄白，脉浮紧。治宜祛风散寒，宣肺解表。针用泻法（体虚者平补平泻），寒邪较重者加灸。根据涉及的脏腑经络与病证的标本缓急选穴处方，选穴以手太阴经和与其相表里的手阳明经以及足太阳经腧穴为主，如中府、太渊、列缺、合谷、曲池、风门、肺俞、大椎等。

2. 热邪壅肺 症见发热重，恶寒轻，有汗，口渴，鼻流黄涕，鼻衄，咽喉肿痛，咳痰黄稠，大便秘结，小便黄赤，舌红，苔黄，脉浮数。治宜祛风清热，宣肺解表。针用泻法，并可点刺出血。选穴以手太阴经及手、足阳明经腧穴为主，如中府、尺泽、鱼际、少商、合谷、曲池、外关、大椎、内庭等。

3. 痰湿阻肺 症见咳嗽气喘，胸膈满闷，喉中痰鸣，不得安卧，咳痰甚多，色白而黏，苔腻，脉滑。多见于现代医学的支气管扩张、慢性喘息性支气管炎。脾为生痰之源，肺为贮痰之器，病变主要涉及肺脾两脏，证属本虚标实（脾虚肺实）。治宜肃肺降气，除湿化痰。热痰针用泻法，寒痰平补平泻，并可加灸。取手、足太阴经和足阳明经腧穴以及相应背俞穴，如中府、太渊、尺泽、列缺、太白、三阴交、丰隆、足三里、肺俞、脾俞等。

4. 肺气不足 症见咳喘无力，少气懒言，气短不足以息，声音低微，面色苍白，倦怠无力，自汗，舌淡，脉细。多见于现代医学的慢性（支）气管炎、肺气肿、肺结核、肺心病、支气管哮喘。治宜补肺调气，健脾益气，温肾纳气。针灸并用，针用补法。取手、足太阴经和足少阴经、任脉腧穴，以及相应背俞穴，如肺俞、脾俞、肾俞等。

5. 肺阴不足 症见干咳无痰或痰少而黏，痰中带血，咽干喉燥，声音嘶哑，形体消瘦，五心烦热，潮热盗汗，舌红少津，脉细数。多见于临床医学的慢性（支）气管炎、肺结核、肺炎恢复期。治宜滋养肺肾之阴，清泻虚热。针用平补平泻。取手太阴经、足少阴经腧穴和相应背俞穴，如太渊、中府、尺泽、列缺、孔最、鱼际、太溪、照海、肺俞、肾俞、膏肓等。

由于肺（经）与大肠（经）相表里，手少阴经脉上肺，足少阴经脉入肺中，足厥阴经脉上注肺，胃之大络络肺，肺经起于中焦，与脾经交会于中府穴，故肺病证治与大肠、心、肝、肾、脾、胃的关系最为密切。

（二）大肠病证治

1. 大肠实证 多因饮食积滞，壅塞肠道而致。症见腹痛拒按，大便秘结或下利不爽，苔黄腻，脉沉实有力。多见于暴饮暴食、肠腑积热者。治宜消积导滞，通调腑气。针用泻法。宜取中脘、天枢、足三里、上巨虚、大横、内关、支沟等。

2. 大肠湿热 因湿热下注大肠，气血壅滞而致。症见腹痛，大便溏滞不爽，色黄味臭，肛门灼热，里急后重，下痢脓血，身热口渴，小便短赤，苔黄腻，脉滑数。如热结而为肠痈，则腹痛拒按，大便秘结，下肢屈而不伸。治宜清热燥湿，理肠导滞。针用泻法。宜取中脘、天枢、足三里、上巨虚、合谷、曲池等。

3. 大肠虚证 多因久泻、久痢而致。症见大便失禁，腹泻无度，肛门滑脱，腹痛隐隐，喜暖喜按，四肢欠温，舌淡苔白滑，脉细弱无力。治宜补气升阳，止泻固脱。针灸并用，针用补法，重用灸法。宜取气海、关元、百会、长强、足三里、脾俞、胃俞、大肠俞等。

4. 大肠寒证 多因外受寒邪或内伤生冷而致。症见腹痛，肠鸣，泄泻，苔白腻，脉沉迟。治宜温里散寒，止痛止泻。针灸并用，针用泻法。宜取中脘、天枢、足三里、上巨虚、大肠俞等。

5. 大肠津亏　多由素体阴虚，或热病耗津、久病伤阴而致。症见大便干燥，难以排出，数日一行，状如羊屎，口干咽燥，舌红少津，苔黄燥，脉细涩。治宜滋阴增液，润燥通便。针用补法或平补平泻。宜取合谷、足三里、上巨虚、内关、支沟、太溪、照海、大肠俞等。

（三）脾病证治

1. 脾气虚弱　脾气虚弱则运化失常，致使水谷精微不能正常输布。症见食少纳呆，腹胀，肠鸣，便溏或腹泻，面色苍白或萎黄，倦怠乏力，少气懒言，舌淡苔白，脉弱无力。气虚下陷，则伴久泻、久痢、脱肛、内脏下垂、子宫下垂；气不摄血，则兼便血。治宜补中益气。针灸并用，针用补法。取足太阴经、足阳明经腧穴和相应背俞穴，如太白、三阴交、足三里、脾俞、胃俞等。气不摄血者，加隐白、血海、膈俞，重用灸法；气虚下陷者，加气海、关元、百会，重用灸法。

2. 脾阳不足　症见腹痛绵绵，喜暖喜按，泄泻清冷，小便不利，白带清稀，肢体不温或水肿，舌淡苔白，脉沉迟无力。治宜温运脾阳，针灸并用，针用补法。选穴以足太阴经、足阳明经腧穴和有关背俞穴为主，如太白、三阴交、足三里、丰隆、关元、脾俞、胃俞、肾俞等。

3. 湿热困脾　症见腹胀，纳差，厌油，恶心呕吐，口渴不欲饮，体倦身困，头重如裹，大便不爽，小便不利，目黄，身黄，尿黄，苔黄腻，脉濡数。治宜清热利湿。针用泻法。选穴以足太阴经、足厥阴经腧穴为主，如太白、商丘、三阴交、阴陵泉、太冲、章门、期门、足三里、阳陵泉等。

与脾相关的脏腑合病主要有脾胃不和、脾肾阳虚、肝木乘脾、心脾两虚、脾肺合病等。

(四)胃病证治

1. 食积伤胃 症见脘腹胀满,疼痛拒按,恶心呕吐,嗳腐吞酸,腹泻,苔厚腻,脉滑。治宜消食化积,调理胃肠。针用泻法。选穴以任脉、足阳明经腧穴和胃的募穴为主,如中脘、下脘、足三里、建里、内关、公孙、内庭等。

2. 胃寒偏盛 症见胃脘冷痛,喜暖喜按,呕吐清水,遇寒则重,得热则减,苔白滑,脉沉迟弦紧。治宜温中散寒。针灸并用,针用平补平泻。取足阳明经、足太阴经腧穴和相应俞、募穴,如梁门、足三里、公孙、三阴交、脾俞、胃俞、中脘等。

3. 胃热炽盛 症见胃脘灼痛,嗳腐吞酸,胃中嘈杂,消谷善饥,口渴饮冷,口臭,便秘,牙龈红肿或出血,舌红苔黄,脉洪大滑数。治宜清泻胃热。针用泻法。选穴以手、足阳明经腧穴为主,如合谷、曲池、内庭、足三里、梁门、支沟、中脘、大陵等。

4. 胃阴不足 症见胃脘嘈杂而痛,干呕呃逆,饥而不食,口干舌燥,大便干,小便少,舌红少津,少苔或无苔,脉细数。治宜养胃生津。针用平补平泻。选穴以手、足阳明经腧穴和胃的募穴为主,如合谷、中脘、梁门、足三里、内关、公孙、廉泉、金津玉液等。

胃的病证除与脾及大、小肠密切相关外,也时常受到肝的影响。由于足厥阴肝经夹胃,当肝气郁结之时,常常会横逆犯胃,出现胃痛连及两胁等症状,当以疏肝理气、和胃止痛为治法。

(五)心(包)病证治

1. 心气不足 症见面色㿠白,心悸,气短,自汗,体倦乏力,劳累后加重,舌淡,苔白,脉弱无力,时见结代,甚则四肢厥冷,大汗不止,神昏虚脱。治宜温通心阳,调和气血。针灸并用,针用补法。

取手少阴经、手厥阴经腧穴和相应俞、募穴，如神门、通里、内关、膻中、心俞、厥阴俞、足三里等。

2. 心血亏虚 症见面色苍白，心悸易惊，健忘，失眠或多梦，五心烦热，盗汗，舌淡或舌红少津，脉细弱或结代。治宜益气养血，宁心安神。针用平补平泻，取穴同上，并加太溪、三阴交、脾俞、膈俞等。

3. 心火亢盛 症见胸中烦热，失眠，口渴，口舌生疮，吐血，鼻衄，小便赤涩，甚或尿血，或见肌肤疮疡，舌红，脉数。治宜清心除烦。针用泻法。取手、足少阴经和手厥阴经腧穴，如阴郄、少府、大陵、劳宫、内关、郄门、太溪、照海等。

4. 痰蒙心窍 症见心烦，失眠，心神不宁，神志错乱，意识不清，如呆如痴，或喜怒无常，语无伦次，狂躁不安，甚者神昏，喉中痰鸣，舌红，苔腻，脉弦滑。治宜豁痰开窍，镇静宁神。针用泻法，或以三棱针点刺出血。选穴以手少阴经、手厥阴经腧穴和督脉穴为主，如神门、少冲、中冲、内关、大陵、间使、水沟、大椎、合谷、太冲、丰隆、十二井穴等。

5. 心脉瘀阻 症见胸闷，心悸，心绞痛，痛引臂内或左肩胛区，发作时大汗，惊恐，四肢厥冷，口唇青紫，舌紫黯或有瘀点、瘀斑，脉涩或结代。治宜活血化瘀，通络止痛。针用泻法。取手少阴经、手厥阴经腧穴和相应俞、募穴，如神门、阴郄、内关、郄门、膻中、巨阙、心俞、厥阴俞、膈俞等。

由于心（经）与小肠（经）相表里，心包（经）与三焦（经）相表里，足太阴经脉注于心，足少阴经脉络心，足三阴之络上走心包，足厥阴经脉布膻中，足三阳经别通于心，督脉贯心通脑，手少阴经脉又上肺，故心和心包病证治与小肠、三焦、肺、脾、肝、肾以及足三阳经、督脉均有关系。

（六）小肠病证治

1. 小肠虚寒　症见小腹冷痛，喜暖喜按，肠鸣泄泻，小便频数，舌淡，苔白，脉细弱或沉迟而紧。多见于腹部受寒、消化不良。治宜温肠散寒，理气止痛。针灸并用，针用平补平泻。取足阳明胃经腧穴（小肠下合于足阳明胃经）和相应俞、募穴，如足三里、下巨虚、天枢、中脘、关元、脾俞、胃俞、小肠俞等。

2. 小肠实热　症见心烦，口渴，口舌生疮，小便短赤不爽甚至尿血，前阴刺痛，小腹胀痛，矢气则舒，舌红，苔黄，脉滑数。治宜清热降火，通利小便。针用泻法。选穴以手、足少阴经腧穴为主，如通里、少府、阴郄、太溪、照海、涌泉、支正、三阴交、关元、下巨虚等。

3. 小肠气滞　多因小肠感受寒凉，气机凝滞而致。症见小肠突起于脐周或下坠于少腹及阴囊，少腹及阴囊坠胀绞痛，苔白滑，脉沉而弦紧。治宜温经散寒，理气止痛。针灸并用，针用平补平泻。选穴以任脉、足阳明经、足厥阴经腧穴为主，如关元、下巨虚、气海、太冲、大敦、足三里等。

（七）肾病证治

1. 肾阴亏虚　症见头晕，目眩，耳鸣，咽干舌燥，牙根松动隐痛，五心烦热，失眠，遗精，月经不调，盗汗，腰腿酸软，舌红少苔，脉细数。先天不足或后天精血亏损者，可兼见发育不全、生殖功能低下。在小儿则骨弱，发育迟缓；在成人则早衰，男子精少不育，女子经闭不孕。治宜滋养精血，壮水制火。针用平补平泻。选穴以足少阴经腧穴和相应背俞穴为主，如太溪、照海、涌泉、复溜、大赫、肾俞、心俞、关元、三阴交、次髎等。

2. 肾阳不足　症见面色㿠白，形寒肢冷，遗精，早泄，阳痿，月经不调，腰腿酸软，大便溏薄或滑泻、五更泻，小便清长或遗尿，舌淡，苔白，脉沉迟虚弱。肾不化水者兼见尿少、身肿，肾不纳气者伴有气短、喘息（呼多吸少，吸气困难，动则尤甚）。治宜温补肾阳，化水纳气。针灸并用，针用补法。选穴以足少阴经、任脉腧穴和相应背俞穴为主，如太溪、复溜、大赫、气海、关元、肾俞、脾俞、三阴交、命门等。

肾（经）与膀胱（经）相表里，足少阴经脉入肺中、络心、贯肝，任脉、督脉、冲脉、带脉均与肾相联系，阴维脉、阴跷脉均为足少阴经脉气所发，故肾病证治与膀胱、心、肺、肝、脾及奇经八脉的关系甚为密切。

（八）膀胱病证治

1. 膀胱虚寒 症见小便频数清冷，或小便淋沥不尽、遗尿，水肿，舌淡苔润，脉沉细。治宜温阳化气，振奋膀胱。针灸并用，针用补法。选穴以任脉、足太阳经腧穴为主，如中极、关元、气海、肾俞、膀胱俞、太溪、三阴交等。

2. 膀胱湿热 症见小便频数而急，短涩不利，尿色赤黄，或混浊，或见脓血，或夹杂砂石，阴中灼热而痛，舌红，苔黄，脉数。治宜清热利湿，通调下焦。针用泻法。取任脉及足太阳经、足太阴经腧穴，如中极、关元、委中、委阳、肾俞、膀胱俞、小肠俞、三焦俞、三阴交、阴陵泉等。

由于膀胱（经）与肾（经）相表里，足少阴经脉络膀胱，足太阳经别通于心，三焦主决渎（其下合并太阳之正入络膀胱），肺为水之上源，主通调水道，脾主运化水湿，小肠分清别浊，故膀胱病证治与肾、肺、脾、心、三焦、小肠的关系甚为密切。

（九）三焦病证治

1. 三焦虚寒 多因肾气不足，三焦气化不利而水湿内停所致。症见肌肤肿胀，腹中胀满，小便不利或遗尿，苔白滑，脉沉细而弱。治宜温通三焦，促进气化。针灸并用，针用补法。选穴以任脉腧穴和相应背俞穴为主，如气海、关元、中脘、阳池、太溪、三阴交、肾俞、三焦俞、足三里等。

2. 三焦实热 多因实热蕴结于里，三焦化气行水的功能失调，以致水液潴留体内。症见身热口渴，气逆喘促，肌肤肿胀，大便干结，小便不利，苔黄，脉滑数。治宜通利三焦，化湿行水。针用泻法。选穴以任脉、手少阳经腧穴为主，如中脘、中极、水分、石门、阳池、支沟、阴陵泉、委阳、足三里等。

（十）肝胆病证治

1. 肝气郁结 症见情志抑郁，善太息，胸胁胀满，嗳气不舒，胃痛不欲食，女性伴月经不调、痛经、乳房胀痛，苔薄黄，脉弦。治宜疏肝理气。针用泻法。选穴以足厥阴经腧穴为主，如太冲、行间、章门、期门、内关、阳陵泉、足三里等。

2. 肝阳上冲 症见头痛，眩晕，目胀，胁肋胀痛，心烦易怒，舌红，脉弦。治宜平肝潜阳。针用泻法。选穴以足厥阴经、足少阴经腧穴和相应背俞穴为主，如太冲、行间、太溪、涌泉、照海、肝俞、肾俞、百会等。

3. 肝火上炎 症见面赤，头痛，眩晕，目赤肿痛，口苦咽干，心烦易怒，失眠，小便黄赤，甚至咳血、吐衄，舌红，苔黄，脉弦。治宜泻肝降火。针用泻法（可行点刺出血）。取穴同上，并加侠溪、太阳、印堂等。

4. 肝风内动 轻者头晕目眩，手足麻木，肢体震颤；重者高热神昏，四肢抽搐，项背强直，角弓反张，舌体偏斜，舌红，脉弦。治宜息风止痉。针用泻法。选穴以足厥阴经、督脉腧穴为主，如太冲、行间、水沟、百会、大椎、筋缩、合谷、后溪等。

5. 寒滞肝脉 症见少腹胀满，引睾而痛，睾丸肿胀下坠，阴囊冷缩，苔白滑，脉沉弦。治宜温经散寒。针灸并用，针用泻法。选穴以足厥阴经腧穴为主，如太冲、行间、大敦、急脉、曲泉、关元、三阴交、阳陵泉等。

6. 肝血不足 症见面色无华，头晕目眩，目干涩作胀，视物昏花，近视或夜盲，耳鸣，指（趾）麻木，女性月经减少甚至闭经，舌淡少苔，脉弦细。治宜滋养肝血。针用补法。选穴以足三阴经腧穴和相应背俞穴为主，如太冲、曲泉、太溪、照海、三阴交、血海、光明、肝俞、肾俞、足三里等。

7. 胆火亢盛 症见偏头痛，耳鸣，耳聋，口苦咽干，呕吐苦水，胁肋疼痛，舌红，脉弦数。治宜清热利胆，平降胆火。针用泻法。选穴以足少阳经、足厥阴经腧穴为主，如风池、日月、丘墟、阳陵泉、足临泣、侠溪、行间、太冲、期门、外关等。

8. 肝胆湿热 症见胸胁满闷，胀痛不舒，目黄，身黄，尿黄，外阴潮湿、瘙痒，男子睾丸肿胀热痛，女子带下色黄腥臭，苔黄腻，脉弦数。治宜疏肝利胆，清热化湿。针用泻法。选穴以足厥阴经、足少阳经、足太阴经腧穴和相应背俞穴为主，如太冲、行间、章门、期门、日月、阳陵泉、阴陵泉、三阴交、肝俞、胆俞、脾俞、足三里等。

由于肝（经）与胆（经）相表里，足少阳经脉络肝，其经别与心相通，足少阴经脉贯肝，肝肾同源，足厥阴经脉夹胃、络胆、上注肺，故肝胆病证治与肾、（脾）胃、肺、心（包）的关系十分密切。

四、经络理论指导针刺临床实践

经络证治是以经络理论为主要依据的辨证论治方法，主要是根据经络的循行分布（包括经络的交接、交叉、交会关系）、络属脏腑、联系器官、生理功能、病候特点等来确定疾病的经络归属，从而选择相应的经络治疗方法。与脏腑相比，经络有深入浅出的循行方式，分布于肢体的一定部位，联系一定的组织器官，具有浅行体表的特点。所以，经络证治多适用于体表部位的肌肉、关节、组织、器官的病变。经络学说是针灸医学的理论核心，针灸辨证论治也必须突出经络证治这个核心。

经络病证有广义、狭义之分。广义的经络病证包括经络所属的脏腑病证在内，合称"脏腑经络病证"；狭义的经络病证则是指脏腑以外的肌肉、皮毛、筋脉、骨节以及五官九窍的病证，常见的有局部红、肿、热、痛（拒按）、抽搐的实性病证和肢冷、麻木、痿软、瘫痪的虚性病证。

十二经脉作为经络系统的主体，在经络证治中起着最主要的作用。现分经络辨证和按经论治两部分叙述。

（一）经络辨证

《灵枢·卫气》篇说："能别阴阳十二经者，知病之所生。候虚实之所在者，能得病之高下。"《灵枢·官能》篇说："察其所痛，左右上下，知其寒温，何经所在。"《灵枢·经脉》篇将各种不同的病候按十二经脉系统予以分类，这是经络辨证在《内经》中的最早体现。《伤寒论》关于六经辨证的学说又进一步发展和完善了《内经》关于经络辨证的学术思想。《标幽赋》云："既论脏腑虚实，须向经寻。"明代张三锡《经络考》说："脏腑阴阳，各有其经，四肢筋骨，各有所主,明其部以定经。"围绕经络这个核心进行辨证,复杂的证候即有所归属,还可以有的放矢地指导循经取穴,选择归经药物,大大增强治病效果。

1. 辨证归经 辨证归经是以临床表现为主要依据的归经方式,主要是根据《灵枢·经脉》篇所载十二经脉病候(即"是动病""所生病")予以归经。例如:症见"肺胀满,膨膨而喘咳,缺盆中痛,甚则交两手而瞀"或"咳,上气,喘喝,烦心,胸满,臑臂内前廉痛厥,掌中热"等,就归入手太阴肺经;症见"(下)齿痛,颈肿……目黄,口干,鼽衄,喉痹,肩前臑痛,大指次指痛不用"等,就归入手阳明大肠经;舌本强痛归足太阴脾经;舌干、嗌干归足少阴肾经。有关原文详见《灵枢·经脉》篇。

2. 辨位归经 辨位归经是直接以病变部位作为依据的一种归经方式。清代陈士铎《洞天奥旨》说:"内有经络,外有部位,部位者,经络之外应也。"由于十二经脉在人体的分布既有明确的部位所在,又有一定的规律可循,所以,可根据病痛发生的不同部位来判断是何经的病证。这在经络辨证中是至关重要的一环,临床应用十分普遍。比如头痛,根据经脉在头部的分区而论,前额为阳明之位,侧头为少阳分野,后枕为太阳所在,巅顶为厥阴所属;牙痛结合手阳明经入下齿、足阳明经入上齿而分别归入手、足阳明经。肢体风湿痹痛也可按照经脉的循行分布情况来明辨,如果风寒湿邪侵袭某一经脉,导致该经闭阻不通,则可沿经出现肌肉酸楚冷痛、关节屈伸不利。经脉不通则气血不行,气血不至则经脉失养,又可出现肌肤麻木不仁、筋肉痿软瘫痪。一般而言,局部症见红肿、青紫、痉挛、发热、痛而拒按属实,寒凉、麻木、痿弱、瘫痪、痛而喜按属虚。

在某一病变部位有数经分布时,还必须结合其他兼症考虑归经。

比如胁痛涉及足少阳、足厥阴、足太阴三经，兼有口苦、目黄者，归足少阳胆经；伴心烦、易怒、呕逆者，归足厥阴肝经；另见脘腹胀满、大便稀溏者，归足太阴脾经。舌体病变涉及手、足少阴及足太阴三经，口舌生疮兼尿赤、尿道灼热而痛者，归手少阴心经；舌干兼腰膝酸软、耳鸣者，归足少阴肾经；舌本强痛兼腹胀、纳差者，归足太阴脾经。

　　在针灸临床实践中，经络与脏腑密切相关，因此在分析疾病的病因病机，归纳疾病的病位病性，确定病位是在表还是在里、在经还是在络、在脏还是在腑时，多用到脏腑辨证与经络辨证，然后确定治疗大法，配穴处方，按方施术。或针或灸，或针灸并用，或补或泻，或补泻兼施，以通其经络，调其气血，使脏腑、气血、阴阳趋于调和，经络恢复平衡，从而达到"阴平阳秘，精神乃治"的目的。

上篇 基础篇

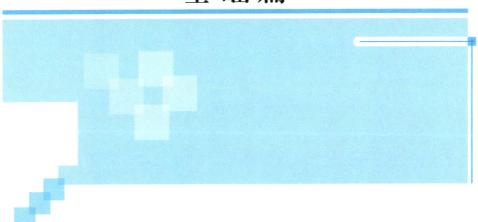

第一章 穴 位

第一节 穴位的概述

腧穴是脏腑经络气血输注于躯体外部的特殊部位，也是疾病的反应点和针灸等治法的刺激点。腧，又作"俞"，通"输"，有输注、转输的意思；穴，原义为"土室"，引申指孔隙、空窍、凹陷处。腧穴在《内经》中又有"节""会""气穴""气府""骨空"等名称，《针灸甲乙经》称之"孔穴"，《太平圣惠方》称之"穴道"，《铜人腧穴针灸图经》通称其为"腧穴"，《神灸经纶》则称之为"穴位"。

腧穴与经络有密切关系。《素问·气府论》将腧穴解释为"脉气所发"。《灵枢·九针十二原》说："节之交，三百六十五会……所言节者，神气之所游行出入也，非皮肉筋骨也。"《灵枢·小针解》做了解释说："节之交，三百六十五会者，络脉之渗灌诸节者也。"腧穴归于经络，经络属于脏腑，故腧穴与脏腑脉气相通。《素问·调经论》："五脏之道，皆出于经隧，以行血气。"《灵枢·海论》："夫十二经脉者，内属于脏腑，外络于肢节。"以上明确指出脏腑—经络—腧穴之间的关系。《千金翼方》进一步指出:"凡孔穴者,是经络所行往来处,引气远入抽病也。"说明如果在体表的穴位处施以针或灸,就能够"引气远入"而治疗疾病。脏腑病变又可从经络反应到相应的腧穴,《灵枢·九针十二原》说:"五脏有疾也,应出十二原,十二原各有所出,明知其原,睹其应,而知五脏之害矣。"

第二节　穴位的发展和分类

一、穴位的发展

腧穴是古代劳动人民在长期与疾病作斗争的医疗实践中陆续发现,并逐步总结积累而形成发展起来。穴位的发展大致可分为三个阶段。

(一)"以痛为腧"阶段

远古时代,我们的祖先在身体某部位发生病痛时,常会本能地用手按摩以减轻疼痛,进一步发现寒冷所致的疼痛可通过局部热熨、灼烤而解除,痈疡所致的疼痛兼寒热可用锐利的石片(砭石之前身)刺割以排出脓血而收治愈之功。这些最初期的"砭刺""叩击""按摩""针刺"和"火灸"等治疗行为都是在病痛所在部位施行的。这就是后世所说的"以痛为腧"时期。这个时期"针灸"施术只以"痛"为依据,并无固定的部位和名称,所以是腧穴发展初期的无定位、无定名阶段。

(二)定名、定位阶段

随着实践经验的不断积累,古人对"砭灸"治疗的部位及其作用的认识不断扩大,不断加深。许多位置较为固定而且主治作用也较明确的"位点"被确定下来，形成有定位的"砭灸处"，随着"砭灸处"的增多，乃有了命名的分化。这便是腧穴学发展的第二阶段，即定名、定位阶段。

（三）分类归经阶段

随着对腧穴主治功效认识的积累和不断深入，古代医家已逐渐认识到腧穴不是体表孤立的点，而是与内部脏腑和远隔官窍组织均有内在联系的系统，故而在对腧穴主治作用进行归类，以及对腧穴与经络、脏腑关系进行分析、总结和归纳的过程中，陆续将腧穴分别归属各经。这是腧穴发展的成熟阶段，即归经阶段。通过对许多腧穴的特殊治疗作用进行总结和归纳，乃有特定穴的分类及其应用经验与理论的产生，腧穴的发展又进入了系统归类阶段。

《内经》已奠定了腧穴归经的理论基础，全书论及单穴25个，双穴135个，共160个经穴。至晋代，《针灸甲乙经》中论及的经穴已达到349个（单穴49个，双穴300个），而且对腧穴的定位、主治、配伍及其排列顺序进行了整理归纳，对腧穴学理论与实践的发展做出了重要贡献。至宋代，《铜人腧穴针灸图经》中所载经穴已达354个（单穴51个，双穴303个）。元代《十四经发挥》中所载经穴亦为354个，并将各经穴位按循行顺序排列，称"十四经穴"。明代《针灸大成》中所载经穴为359个，并列辨证取穴之范例，充实了针灸辨证施治内容。清代《医宗金鉴》和《针灸逢源》中所定经穴为361个。

各发展时期还有许多未归经的经验有效穴，或因其取法奇特，或因其位置特殊无从归经，或因"十四经穴"已成定局而后发现之新穴不便归经等，即形成了奇穴。还有最初阶段的"以痛为腧"的治疗方法，因其实用价值而被保留，并由孙思邈在《备急千金要方》

中最早记述为"阿是之法"。用压痛敏感点定出的穴位,既无固定位置,也难命名,乃统称为"阿是穴",也有称其为"不定穴""天应穴"的。中华人民共和国成立以来,针灸临床应用范围不断得到拓展,并有许多新穴的发现和"微针刺治疗系统"的形成,大大增加了针灸治疗的"位点",丰富了腧穴学的理论和内容,推动了针灸学术理论的发展。

二、穴位的分类

人体的腧穴有很多,总括起来可分成三类:十四经穴、奇穴、阿是穴。

(一) 十四经穴

十四经穴简称"经穴",是指归属于十二正经和任脉、督脉循行路线上的腧穴。其特点是均有固定的名称、位置、归经和相对固定的主治功用,而且多具有主治本经病候的作用,是腧穴的主要部分。随着人们对腧穴主治性能的认识的不断深化,古代医家为了强调某些腧穴的特殊治疗作用或重要特性,在分经的基础上又将它们划分为不同的特定类别,乃有各种特定穴的出现和相应理论与应用方法的形成。

(二) 奇穴

奇穴是指未列入十四经系统的有固定名称和定位的腧穴(也包括近代发现并被认可的新穴)。其特点是有固定的名称、定位和主治,但无归经。它们的主治范围比较单一,多数对某些病症有特殊疗效。有些穴位命名和取穴方法也奇特,故名经外奇穴。也有一些奇穴在发展过程中被划归为经穴。例如膏肓俞,原是施行灸法的奇穴,因其疗效显著,为《备急千金要方》所详载,至宋代《铜人腧穴针灸图经》等书即将其归入足太阳经而成为经穴。

(三) 阿是穴

阿是穴又称"不定穴"(《玉龙歌》)、"天应穴"(《医学纲目》)、"压痛点"等。这类腧穴既无固定名称,也无固定的位置和主治,而是以压痛敏感点或其他反应点作为针灸施术部位。这种"以痛为腧"的针灸治疗方法叫"阿是之法",由孙思邈所著《备急千金要方》最早记载并流传后世,用此法所取的穴位统称阿是穴。

第三节 穴位的数量

表1-1 十四经穴位的数量

文献 穴位	《内经》	《黄帝明堂经》 《针灸甲乙经》	《铜人腧穴 针灸图经》 《十四经发挥》	《针灸资生经》 《针灸大成》	《类经图翼》 《医宗金鉴》
正中单穴	25	49	(+2) 51	51	(+1) 52
两侧双穴	135	300	(+3) 303	(+5) 308	(+1) 309
总穴	160	349	354	359	361

以上(表1-1)为十四经穴位的数量,此外还有经外奇穴、新穴等。

至清代,文献记载十四经穴数目达361个,现代郝定凯统计从古至今共1555个穴位。

第四节 穴位的定位法

在针灸临床中,取穴是否准确与针灸治疗效果有密切的关系。

为了定准穴位，历代医家在长期的临床实践中积累了丰富的经验，创立了多种定穴方法。熟练掌握各种定穴方法，对于准确取穴，提高针灸治疗效果有重要意义。现将针灸临床中常用的腧穴定位方法简介如下。

一、体表解剖标志定位法

体表解剖标志定位法，是利用人体体表的各种解剖学标志来确定腧穴位置的方法，也叫自然标志定位法。体表解剖标志又分为固定标志和活动标志两种。

1. 固定标志　是指体表各部位由骨节、肌肉形成的突起、凹陷，以及五官轮廓、发际、指（趾）甲、乳头、肚脐等位置固定的标志。以此为依据来确定腧穴位置简单而又准确。如眉头定攒竹，口角旁开4分定地仓，脐上4寸定中脘，乳头旁开1寸定天池，第2腰椎棘突下定命门，腓骨小头前下方凹陷中定阳陵泉，拇指桡侧指甲角旁1分定少商，等等。

2. 活动标志　是指人体各部位的关节、肌肉、肌腱、皮肤等随着活动而出现的空隙、凹陷、皱纹等标志。这些标志只有在采取相应的活动姿势时才会出现，所以定穴时要求病人先采取相应的体位和活动姿势，然后才能依据相应的标志来确定腧穴位置。如屈肘时在肘横纹外侧端与肱骨外上髁连线中点定曲池，屈膝时在髌韧带外侧凹陷中定犊鼻，张口时在耳屏前与下颌关节之间凹陷中取听宫，咀嚼时在咬肌隆起处当下颌角前上方约1横指凹陷中取颊车，等等。

二、骨度折量定位法

又称骨度分寸定位法，始见于《灵枢·骨度》。它是将人体各部的长度和宽度,以骨节、缝纹或其他标志为依据定出分寸而用于腧穴定位的方法。现行使用的骨度折量尺寸主要以《灵枢·骨度》规定的人体各部尺寸为基础,经历代医家补充修改,该定位法已成为腧穴定位时折量尺寸的基本准则。患者不论男女、老幼、高矮、胖瘦,均按照这个标准进行折量。常见骨度折量寸见表1-2。

表1-2 常见骨度折量寸表

部位	起止点	折量寸	度量法	说明
头面部	前发际正中至后发际正中	12	直寸	用于确定头部经穴的纵向距离
	眉间（印堂）至前发际正中	3	直寸	
	第7颈椎棘突下（大椎）至后发际正中	3	直寸	用于确定前后发际及头部经穴的纵向距离
	眉间（印堂）至后发际正中第7颈椎棘突下（大椎）	18	直寸	
	前额两发角（头维）之间	9	横寸	用于确定头前部经穴的横向距离
	耳后两乳突（完骨）之间	9	横寸	用于确定头后部经穴的横向距离
胸腹胁部	胸骨上窝（天突）至胸剑联合中点（歧骨）	9	直寸	用于确定胸部任脉经穴的纵向距离
	胸剑联合中点（歧骨）至脐中	8	直寸	用于确定上腹部经穴的纵向距离
	脐中至耻骨联合上缘（曲骨）	5	直寸	用于确定下腹部经穴的纵向距离
	两乳头之间	8	横寸	用于确定胸腹部经穴的横向距离
	腋窝顶点至第11肋游离端（章门）	12	直寸	用于确定胁肋部经穴的纵向距离
背腰部	肩胛骨内缘（近脊柱侧点）至后正中线	3	横寸	用于确定背腰部经穴的横向距离
	肩峰缘至后正中线	8	横寸	用于确定肩背部经穴的横向距离
上肢部	腋前、后纹头至肘横纹（平肘尖）	9	直寸	用于确定上臂部经穴的纵向距离
	肘横纹（平肘尖）至腕掌（背）侧横纹	12	直寸	用于确定前臂部经穴的纵向距离

续表

部位	起止点	折量寸	度量法	说明
下肢部	耻骨联合上缘至股骨内上髁上缘	18	直寸	用于确定下肢内侧足三阴经穴的纵向距离
	胫骨内侧髁下方至内踝尖	13	直寸	
	股骨大转子至腘横纹	19	直寸	用于确定下肢外后侧足三阳经穴的纵向距离（臀沟至腘横纹相当于14寸）
	腘横纹至外踝尖	16	直寸	用于确定下肢外后侧足三阳经穴的纵向距离

第五节　中医理论指导下特定穴的分类及意义

一、五输穴

十二经脉在肘膝关节以下各有井、荥、输、经、合五个腧穴，合称"五输穴"。有关记载首见于《灵枢·九针十二原》："所出为井，所溜为荥，所注为输，所行为经，所入为合。"古人把经气运行过程用自然界的水流由小到大、由浅入深的变化来形容，把五输穴按井、荥、输、经、合的顺序，从四肢末端向肘、膝方向依次排列。井穴多位于手足之端，喻作水的源头，是经气所出的部位，即"所出为井"。荥穴多位于掌指或跖趾关节之前，喻作水流尚微，萦迂未成大流，是经气流行的部位，即"所溜为荥"。输穴多位于掌指或跖趾关节之后，喻作水流由小而大，由浅注深，是经气渐盛，由此注彼的部位，即"所注为输"。经穴多位于腕踝关节以上，喻作水流变大，畅通无阻，是经气正盛运行经过的部位，即"所行为经"。合穴位于肘膝关节附近，喻作江河水流汇入湖海，是经气由此深入，进而会合于脏腑的部位，即"所入为合"。

1. 五输穴的五行属性

五输穴又配属五行（见表1-3、表1-4），《灵枢·本输》指出阴经井穴属木，阳经井穴属金。《难经·六十四难》补全了阴阳各经脉五输穴的五行属性，即"阴井木，阳井金；阴荥火，阳荥水；阴输土，阳输木；阴经金，阳经火；阴合水，阳合土"，均依五行相生的顺序。同时又按阴阳相合、刚柔相济的关系，将阴井乙木与阳井庚金配合起来，成为子午流注针法按时取穴及合日互用开穴规律的理论基础。

表1-3 阴经五输穴表

六阴经	井（木）	荥（火）	输（土）	经（金）	合（水）
肺（金）	少商	鱼际	太渊	经渠	尺泽
心包（相火）	中冲	劳宫	大陵	间使	曲泽
心（火）	少冲	少府	神门	灵道	少海
脾（土）	隐白	大都	太白	商丘	阴陵泉
肝（木）	大敦	行间	太冲	中封	曲泉
肾（水）	涌泉	然谷	太溪	复溜	阴谷

表1-4 阳经五输穴表

六阳经	井（金）	荥（水）	输（木）	经（火）	合（土）
大肠（金）	商阳	二间	三间	阳溪	曲池
三焦（相火）	关冲	液门	中渚	支沟	天井
小肠（火）	少泽	前谷	后溪	阳谷	小海
胃（土）	厉兑	内庭	陷谷	解溪	足三里
胆（木）	足窍阴	侠溪	足临泣	阳辅	阳陵泉
膀胱（水）	至阴	通谷	束骨	昆仑	委中

2. 五输穴的主治和临床应用

五输穴是常用要穴，为古今医家所重视。临床上井穴可用来治疗神志昏迷，荥穴可用来治疗热病，输穴可用来治疗关节痛，经穴可用来治疗喘咳，合穴可用来治疗六腑病证。这就是《灵枢·顺气一日分为四时》提出的"病在脏者，取之井；病变于色者，取之荥；病时间时甚者，取之输；病变于音者，取之经；经满而血者，病在胃及以饮食不节得病者，取之于合"。《难经·六十八难》则说："井主心下满，荥主身热，输主体重节痛，经主喘咳寒热，合主逆气而泄。"此外，还有根据季节因时而刺的记载，如《难经·七十四难》指出："春刺井，夏刺荥，季夏刺输，秋刺经，冬刺合。"也可根据《难经·六十九难》"虚者补其母，实者泻其子"的理论，按五输穴五行属性以"生我者为母，我生者为子"的原则选穴，虚证选用母穴，实证选用子穴，这就是临床上所说的补母泻子法。如肺属金，虚则取太渊（土），实则取尺泽（水）。本经子母补泻取穴见表1-5。

表1-5 子母补泻取穴表

五行	金		水		木		火				土	
							君		相			
脏腑	肺	大肠	肾	膀胱	肝	胆	心	小肠	心包	三焦	脾	胃
母穴	太渊	曲池	复溜	至阴	曲泉	侠溪	少冲	后溪	中冲	中渚	大都	解溪
子穴	尺泽	二间	涌泉	束骨	行间	阳辅	神门	小海	大陵	天井	商丘	厉兑

二、下合穴

下合穴，即六腑下合穴，是六腑之气下合于足三阳经的六个腧穴（见表1-6）。《灵枢·本输》指出："六腑皆出足之三阳，上合于手者也。"说明六腑之气都通向下肢,在足三阳经上各有合穴,而手、足三阳经又有上下相合的关系。《灵枢·邪气脏腑病形》又提出了"合治内腑"的理论:"胃合入于三里,大肠合入于巨虚上廉,小肠合入于巨虚下廉,三焦合入于委阳,膀胱合入于委中,胆合入于阳陵泉。"说明六腑病应取用其下合穴。胃、胆、膀胱三腑的下合穴,即本经五输穴中的合穴,而大肠、小肠、三焦三腑在下肢则另有合穴。《灵枢·本输》说"大肠、小肠皆属于胃",三焦是"太阳之别","入络膀胱"。《针灸甲乙经》也指出:"委阳,三焦下辅俞也……此足太阳之别络也。"膀胱主藏津液,三焦主水液代谢,二者关系密切。因此,大肠、小肠下合于胃经,三焦下合于膀胱经。

表1-6 六腑下合穴表

六腑	胃	大肠	小肠	胆	膀胱	三焦
下合穴	足三里	上巨虚	下巨虚	阳陵泉	委中	委阳

《素问·咳论》说:"治腑者,治其合。"说明下合穴是治疗六腑病的主要穴位。如足三里治胃脘痛,下巨虚治泄泻,上巨虚治肠痈、痢疾,阳陵泉治胆痛,委阳、委中治三焦气化失常而引起的癃闭、遗尿等。

三、原穴和络穴

1. 十二原穴及其临床应用

十二经脉在腕、踝关节附近各有一个腧穴,是脏腑原气留止的部位,称为"原穴",合称"十二原穴"(见表1-7)。"原"即本原、原气之意,是人体生命活动的原动力。

表 1-7　十二原穴表

阴经	原穴	阳经	原穴
手太阴肺经	太渊	手阳明大肠经	合谷
手少阴心经	神门	手太阳小肠经	腕骨
手厥阴心包经	大陵	手少阳三焦经	阳池
足太阴脾经	太白	足阳明胃经	冲阳
足少阴肾经	太溪	足太阳膀胱经	京骨
足厥阴肝经	太冲	足少阳胆经	丘墟

原穴名称首载于《灵枢·九针十二原》，该篇提出了五脏原穴：肺原出于太渊，心原出于大陵，肝原出于太冲，脾原出于太白，肾原出于太溪。《灵枢·本输》补充了六腑原穴：大肠原过于合谷，胃原过于冲阳，小肠原过于腕骨，膀胱原过于京骨，三焦原过于阳池，胆原过于丘墟。同时，该篇亦指出了各原穴的位置。但仍缺心经原穴，后由《针灸甲乙经》补齐：肺经原穴太渊，心经原穴神门，心包经原穴大陵，大肠经原穴合谷，小肠经原穴腕骨，三焦经原穴阳池，脾经原穴太白，肾经原穴太溪，肝经原穴太冲，胃经原穴冲阳，膀胱经原穴京骨，胆经原穴丘墟。

阴经五脏之原穴，即是五输穴中的输穴，所谓"阴经之输并于原"（《类经图翼》），或说成"以输为原"。《难经·六十二难》指出："三焦行诸阳，故置一输名曰原。"意思是说，三焦散布原气运行于外部，阳经的脉气较阴经盛长，故于输穴之外立一原穴。这样就是阴经的输穴与原穴合一，阳经则输穴与原穴分立。据《难经》所论，原气导源于肾间动气，是人体生命活动的原动力，通过三焦运行于脏腑，是十二经脉的根本。原穴是脏腑原气留止之处，因此脏腑发生病变时，就会相应地反映到原穴上来，正如《灵枢·九针十二原》所说："五脏有疾也,应出十二原,十二原各有所出,明知其原,睹其应而知五脏之害矣。"

在治疗方面,《灵枢·九针十二原》说:"五脏有疾也,当取之十二原。"针刺原穴能使三焦原气通达,从而发挥其维护正气、抗御病邪的作用,说明原穴有调整脏腑经络虚实各证的功能。

2. 十五络穴及其临床应用

络脉由经脉分出之处各有一穴,称络穴。络穴名称首载于《灵枢·经脉》篇。十二经脉在肘膝关节以下各有一络穴,加上躯干前的任脉络穴、躯干后的督脉络穴和躯干侧的脾之大络,合称"十五络穴"(见表1-8)。《素问·平人气象论》还载有"胃之大络"名虚里,故又有"十六络穴"之说。肺经络穴列缺,心经络穴通里,心包经络穴内关,大肠经络穴偏历,小肠经络穴支正,三焦经络穴外关,脾经络穴公孙,肾经络穴大钟,肝经络穴蠡沟,胃经络穴丰隆,膀胱经络穴飞扬,胆经络穴光明,任脉络穴鸠尾,督脉络穴长强,脾之大络大包。

表1-8 十五络穴表

经脉	络穴	经脉	络穴
手太阴肺经	列缺	手阳明大肠经	偏历
手少阴心经	通里	手太阳小肠经	支正
手厥阴心包经	内关	手少阳三焦经	外关
足太阴脾经	公孙	足阳明胃经	丰隆
足少阴肾经	大钟	足太阳膀胱经	飞扬
足厥阴肝经	蠡沟	足少阳胆经	光明
任脉	鸠尾	督脉	长强
脾之大络	大包		

络穴各主治其络脉的病证，如手少阴心经的络穴通里可治"实则支膈，虚则不能言"之络脉病证。十二络穴能沟通表里两经，故有"一络通两经"之说。因此，络穴不仅能治本经病，也能治与其相表里之经的病证，如手太阴肺经的络穴列缺，既能治肺经的咳嗽、喘息，又能治手阳明大肠经的齿痛、头项强痛等疾患。

3. 十二原穴和十五络穴相配及其临床指导意义

原穴和络穴在临床上既可单独使用，也可相互配合使用。原络合用称"原络配穴法"或"主客配穴法"，为表里配穴法的代表，主治表里两经的病变，临床应用最为广泛。例如：肝郁化火而致胆之相火亢盛，出现烦躁、口苦、胸胁苦满之郁火证，则选肝经原穴太冲配胆经络穴光明，以疏泄肝胆之郁火。

四、郄穴

郄穴是经脉在四肢部经气深聚的部位，大多分布于四肢肘膝关节以下。郄与"隙"通，是空隙、间隙的意思。十二经脉、阴阳跷脉和阴阳维脉各有一郄穴，合为十六郄穴（见表1-9）。手太阴肺经郄穴为孔最，手厥阴心包经郄穴为郄门，手少阴心经郄穴为阴郄，手阳明大肠经郄穴为温溜，手少阳三焦经郄穴为会宗，手太阳小肠经郄穴为养老，足太阴脾经郄穴为地机，足厥阴肝经郄穴为中都，足少阴肾经郄穴为水泉，足阳明胃经郄穴为梁丘，足少阳胆经郄穴为外丘，足太阳膀胱经郄穴为金门，阴维脉郄穴为筑宾，阳维脉郄穴为阳交，阴跷脉郄穴为交信，阳跷脉郄穴为跗阳。

表1-9　十六郄穴表

经脉	郄穴	经脉	郄穴
手太阴肺经	孔最	足少阴肾经	水泉
手厥阴心包经	郄门	足阳明胃经	梁丘
手少阴心经	阴郄	足少阳胆经	外丘
手阳明大肠经	温溜	足太阳膀胱经	金门
手少阳三焦经	会宗	阴维脉	筑宾
手太阳小肠经	养老	阳维脉	阳交
足太阴脾经	地机	阴跷脉	交信
足厥阴肝经	中都	阳跷脉	跗阳

郄穴的名称和位置首载于《针灸甲乙经》。临床上郄穴常用来治疗本经循行部位及所属脏腑的急性病证。阴经郄穴多治血证，如孔最治咳血，中都治崩漏；阳经郄穴多治急性疼痛，如颈项痛取外丘，胃脘痛取梁丘。此外，当脏腑均生病变时，可按压郄穴进行检查，作协助诊断之用。

五、背俞穴和募穴

1. 背俞穴和募穴的意义

背俞穴，是脏腑之气输注于背腰部的腧穴。背俞穴位于背腰部足太阳膀胱经的第一侧线上，大体依脏腑位置而上下排列。背俞穴首见于《灵枢·背俞》，该篇中载有五脏背俞穴的名称和位置。《素问·气府论》有"六腑之俞各六"的记载，但未列穴名。至《脉经》，才明确了肺俞、肾俞、肝俞、心俞、脾俞、大肠俞、膀胱俞、胆俞、小肠俞、胃俞等十个背俞穴的名称和位置。《针灸甲乙经》中载有三焦俞，《备急千金要方》又补充了厥阴俞等。十二背俞穴见表1-10。

表1-10 十二背俞穴表

六脏	背俞穴	六腑	背俞穴
肺	肺俞	大肠	大肠俞
心	心俞	小肠	小肠俞
心包	厥阴俞	三焦	三焦俞
脾	脾俞	胃	胃俞
肝	肝俞	胆	胆俞
肾	肾俞	膀胱	膀胱俞

脏腑之气结聚于胸腹部的腧穴，称募穴。五脏六腑各有一募穴。募穴部位都接近其脏腑所在，有的在正中任脉（单穴），有的在两旁各经（双穴）。分布于肺经的有肺募中府；分布于肝经的有肝募期门、脾募章门；分布于胆经的有胆募日月、肾募京门；分布于胃经的有大肠募天枢。以上均为双穴。其余都分布于任脉：心包募膻中，心募巨阙，胃募中脘，三焦募石门，小肠募关元，膀胱募中极。以上均为单穴。募穴，始见于《素问·奇病论》："胆虚气上溢而口为之苦，治之以胆募俞。"《难经·六十七难》"五脏募皆在阴，而俞皆在阳"，指募穴分布于胸腹，而俞穴分布在背部。《脉经》具体记载了期门、日月、巨阙、关元、章门、太仓（中脘）、中府、天枢、京门、中极等十个募穴的名称和位置。《针灸甲乙经》又记载了三焦募石门，后人又补充了心包募膻中，始臻完备。十二募穴见表1-11。

表1-11 十二募穴表

双穴		单穴	
脏腑	募穴	脏腑	募穴（任脉穴）
肺	中府（肺经穴）	心包	膻中

续表

双穴		单穴	
肝	期门（肝经穴）	心	巨阙
脾	章门（肝经穴）	胃	中脘
肾	京门（胆经穴）	三焦	石门
胆	日月（胆经穴）	小肠	关元
大肠	天枢（胃经穴）	膀胱	中极

2. 背俞穴和募穴的主治特点及临床应用

《素问·长刺节论》："迫脏刺背，背俞也。"《难经·六十七难》："阴病行阳……俞在阳。"《素问·阴阳应象大论》："阴病治阳。"这些均说明背俞穴可治疗五脏病证。背俞穴不但可以治疗与其相应的脏腑病证，也可以治疗与五脏相关的五官九窍、皮肉筋骨的病证。如肝俞既能治疗肝病，又能治疗与肝有关的目疾、筋急等病；肾俞既能治疗肾病，也可治疗与肾有关的耳鸣、耳聋、阳痿及骨病等。

《难经·六十七难》说："阳病行阴，故令募在阴。"《素问·阴阳应象大论》又说："阳病治阴。"说明治六腑病证多取募穴，如胃病取中脘，大肠病取天枢，膀胱病取中极。滑寿《难经本义》说："阴阳经络，气相交贯，脏腑腹背，气相通应。"说明脏腑之气与俞募穴是相互贯通的。当脏腑发生病变时，常在其相应的俞募穴出现疼痛或过敏等病理反应。因此，临床上可通过观察、触扪俞募穴处的异常变化，以诊断相应脏腑疾病，又可刺灸俞募穴来治疗相应脏腑疾病。

募穴的主治性能与背俞穴有共同之处，取募穴对于脏腑病证属于邻近取穴，临床上多与四肢远道穴配用，如脏病配用原穴，腑病配用合穴等。又可与背俞穴配合使用，称"俞募配穴法"，寓"阴病引阳，阳病引阴"之义，为前后配穴法的代表。如咳喘前取中府，后取肺俞；胃病前取中脘，后取胃俞等。《素问·奇病论》篇说："胆虚气上溢，而口为之苦，治之以胆募俞。"这也正是俞募配穴法的早期应用。

六、八会穴

八会穴，是指脏、腑、气、血、筋、脉、骨、髓之精气所会聚的八个腧穴（见表1-12）。八会穴首载于《难经·四十五难》："腑会太仓（中脘），脏会季胁（章门），筋会阳陵泉，髓会绝骨，血会膈俞，骨会大杼，脉会太渊，气会三焦外一筋直两乳内（膻中）也。"这是就原有的一些重要腧穴，按其特殊治疗作用进行归纳，定出八会的名称。如章门原是脾之募穴，因为五脏皆禀气于脾，故称为脏会；中脘为胃之募穴，因六腑皆禀于胃，故为腑会；膻中为宗气之所聚，故为气会；膈俞位于心俞、肝俞之间，心主血，肝藏血，故为血会；大杼近于椎骨，是柱骨之根，故为骨会；阳陵泉位于膝下，膝为筋之府，故为筋会；太渊居于寸口处，为脉之大会，故为脉会；绝骨属于胆经，主骨所生病，骨生髓，故以此为髓会。临床上，凡与此八者有关的病证均可选用相关的八会穴来治疗。另外，《难经·四十五难》还说："热病在内者，取其会之气穴也。"说明八会穴还能治某些热病。

表1-12 八会穴表

八会	穴名	归经
脏会	章门（脾之募穴）	肝经
腑会	中脘（胃之募穴）	任脉

续表

八会	穴名	归经
气会	膻中（心包之募穴）	任脉
血会	膈俞	膀胱经
筋会	阳陵泉（胆之下合穴）	胆经
脉会	太渊（肺经原穴）	肺经
骨会	大杼	膀胱经
髓会	绝骨	胆经

七、八脉交会穴

八脉交会穴，原称"交经八穴""流注八穴"或"八脉八穴"，是指四肢部通向奇经八脉的八个经穴（见表1-13）。八穴均分布于肘膝以下，原属于五输穴和络穴，因称"流注"，通过十二经脉以交（通）于奇经八脉，因称"交经"。后来又称此为"八脉交会穴"，其交会意义与十四经交会穴的相互会合不同。

八穴的记载见于窦汉卿《针经指南》，据说是"少室隐者之所传"，得之于"山人宋子华"之手。因窦氏善用此法，故又称"窦氏八穴"。

八穴与八脉的相会（通）关系：公孙通过足太阴脾经入腹与冲脉相通，内关通过手厥阴心包经于胸中与阴维脉相通，外关通过手少阳三焦经上肩与阳维脉相通，临泣通过足少阳胆经过季胁与带脉相通，申脉通过足太阳膀胱经与阳跷脉相通，后溪通过手太阳小肠经交肩上于大椎穴处与督脉相通，照海通过足少阴肾经与阴跷脉相通，列缺通过手太阴肺经循喉咙与任脉相通。由于八穴与八脉相会通，所以此八穴既能治本经病，又能治奇经病。如公孙通冲脉，能治足太阴脾经病，又能治冲脉病；内关通阴维脉，能治手厥阴心包经病，又能治阴维脉病。以上都属主治范围的扩展。

表 1-13　八脉交会穴表

八脉	八穴	经属	主治
冲脉	公孙	足太阴	胸、心、肝、脾、胃疾患及疟疾
阴维脉	内关	手厥阴	
带脉	足临泣	足少阳	外眦、耳后、颊、颈、肩、胁肋疾病及寒热往来
阳维脉	外关	手少阳	
督脉	后溪	手太阳	内眦、耳、颈项、肩胛、腰背疾病及发热恶寒
阳跷脉	申脉	足太阳	
任脉	列缺	手太阴	胸、肺、咽喉、膈、肝、肾疾患及阴虚内热
阴跷脉	照海	足少阴	

八脉交会穴，临床上可作为远道取穴单独选用，再配上头身部的邻近穴，成为远近配穴，也可上下配合应用。如公孙配内关，治疗胃、心、胸部疾患；后溪配申脉，治内眼角、耳、项、肩胛部位病及发热恶寒之表证；外关配足临泣，治外眼角、耳、颊、颈、肩部病及寒热往来症；列缺配照海，治咽喉、胸膈、肺部疾病和阴虚内热等证。

八脉交会穴在临床上应用甚为广泛，李梴《医学入门》说："八法者，奇经八穴为要，乃十二经之大会也。""周身三百六十穴统于手足六十六穴，六十六穴又统于八穴。"强调了八脉交会穴的重要意义。

第六节 常用穴位的主治

一、头面部常用穴位及其主治

头面部常用穴位及其主治见下表（表1-14）。

表1-14 头面部常用穴位主治表

分区		穴位	共同性		特殊性
头	顶	百会、通天、上星	头部病	头顶痛	百会：休克、脑病、脱肛；通天：鼻病；上星：鼻病
	颞	头维、太阳		颞侧头痛	太阳：眼病、三叉神经痛；头维：面瘫
	额	阳白、印堂		前额痛	阳白：眼病、面瘫；印堂：鼻病、脑病
面颊		四白、下关、牵正、颊车	面颊部病，面神经、三叉神经疾病		四白：鼻病、眼病；下关：耳病、牙痛、下颌关节炎；颊车：腮腺炎、牙痛
眼		睛明、承泣、球后、上明、外明、瞳子髎、攒竹、鱼腰、丝竹空	眼病		瞳子髎、丝竹空：颞侧头痛；攒竹：面瘫、前额痛；鱼腰：面瘫、眶上神经痛
鼻		素髎、迎香、鼻通	鼻病		素髎：休克；迎香：面瘫、胆道蛔虫病
耳		耳门、听宫、听会、翳风、医聋	耳病		翳风：腮腺炎、面瘫、牙痛
口		人中、禾髎、地仓、承浆、夹承浆	面瘫，口、齿疾病		人中：休克、昏迷、急性腰扭伤、精神病；禾髎：鼻病；地仓：流涎、三叉神经痛；夹承浆：面肌痉挛、三叉神经痛

续表

分区		穴位	共同性	特殊性
颈项	项	哑门、风池、天柱	后头项部病	哑门：哑症、脑病；风池：脑病、高血压、眼病、感冒
	颈侧	翳明、安眠、天容、天牖	颈侧部病	翳明：眼病、耳病、腮腺炎、失眠；安眠：失眠、精神病、癔症；天容：喉痛；天牖：耳病、喉病
	颈前	人迎、扶突、上廉泉、扁桃体	颈前部病	人迎：高血压；扶突：声带疾病；上廉泉：舌肌麻痹、哑症；扁桃体：扁桃体炎
	其他	颈臂		颈臂：上臂麻木、疼痛、瘫痪

二、胸腹部常用穴位及其主治

胸腹部常用穴位及其主治见下表（表1－15）。

表1－15　胸腹部常用穴位主治表

分区	穴位	共同性	特殊性
胸	天突、璇玑、中府、膻中、期门	胸部（包括呼吸系统）疾病	天突：咽喉部病、呕吐、呃逆；中府：肺结核、肺炎、咯血；膻中、期门：肝胆疾病
上腹	巨阙、上脘、中脘、梁门、胃上	上腹部病，以胃病为主	巨阙：精神病、癫痫、心绞痛；上脘：呕吐；中脘、梁门：肠胃病；胃上：胃下垂
下腹	脐中、天枢、大横	肠病	脐中：虚脱；天枢：妇女月经病；大横：蛔虫病
	气海、关元、中极	泌尿、生殖系统疾病	气海、关元：肠病
	水道、提托、维胞、归来、子宫、气冲	泌尿、生殖系统疾病	提托、维胞：子宫脱垂；子宫：女性生殖器病；气冲：疝气
侧腹	章门、带脉、五枢	侧腹部疾病	章门：肝脾肿大；带脉：女性生殖器病；五枢：生殖系统疾病

三、背腰部常用穴位及其主治

背腰部常用穴位及其主治见下表（表1-16）。

表1-16 背腰部常用穴位主治表

分区	穴位	共同性		特殊性
背（颈$_7$至胸$_7$）	大椎、陶道、身柱、灵台、至阳	心、心包、肺部疾病	脊椎疾病、发热、疟疾、精神病	大椎：贫血、湿疹；灵台：疗疮、胆道蛔虫病；至阳：肝炎
	定喘、大杼、风门、肺俞、厥阴俞、膏肓、心俞、督俞、膈俞		局部软组织病	定喘：哮喘；风门：感冒；肺俞：呼吸系统疾病；膏肓：各种慢性疾病；心俞：精神病、心脏病；膈俞：慢性出血性疾病、膈肌痉挛
上腰（胸$_7$至腰$_1$）	肝俞、胆俞、脾俞、胃俞、三焦俞	肝、胆、脾、胃疾病，局部软组织病		肝俞：眼病；胆俞：胆道蛔虫病、贫血；脾俞、胃俞：慢性出血性疾病、溃疡；三焦俞：肾炎、腹水、尿潴留
下腰（腰$_2$至骶$_4$）	命门、腰阳关、十七椎下、长强	肾、大肠、小肠、泌尿系统、生殖器疾病	脊椎疾病	命门：男性生殖器病；腰阳关：下肢瘫痪；十七椎下：功能性子宫出血；长强：难产、肛门病
	肾俞、志室、气海俞、大肠俞、腰眼、关元俞、小肠俞、膀胱俞、白环俞、八髎、秩边		局部软组织病	肾俞、志室、气海俞：泌尿、生殖系统疾病；大肠俞、关元俞、小肠俞：肠炎、骶髂关节病；八髎：泌尿、生殖系统疾病；白环俞、秩边：坐骨神经痛、下肢瘫痪、肛门病
肩胛	肩井、肩中俞、曲垣、天宗	肩胛、臂部、上肢疾病		肩井：乳腺炎、颈淋巴结结核；天宗：乳腺炎、乳汁分泌不足

续表

分区	穴位	共同性	特殊性
其他	夹脊		夹脊：脊椎病、头颈部疾病、上下肢疾病、内脏各个器官疾病

四、上肢部常用穴位及其主治

上肢部常用穴位及其主治见下表（表1-17）。

表1-17 上肢部常用穴位主治表

分区			穴位	共同性	特殊性
肩			肩髃、肩内陵、肩髎、巨骨、臑俞、肩贞、臂臑、三角肌穴、极泉	肩关节及其周围软组织疾病	肩髃、肩贞：上肢瘫痪；巨骨：咯血；臂臑：眼病
上臂			鹰上、肱中	上肢瘫痪、心悸	
肘臂	外侧（背侧）	前缘（手阳明大肠经）	肘髎、曲池、手三里、阳溪、合谷	头部病、发热、咽喉病	肘髎：肱骨外上髁炎；曲池：高血压、过敏性疾病；手三里：胃肠病；阳溪：腕关节疾病；合谷：一切手术痛、难产、耳聋、耳鸣、多汗
		中间线（手少阳三焦经）	天井、四渎、三阳络、支沟、外关、阳池、中渚	颞部、眼、耳、胸胁疾病	臂中：上肢瘫痪；天井：颈淋巴结结核；四渎：偏正头痛；支沟：肋间神经痛、便秘；外关：高热、手指麻木；阳池：腕关节病
		后缘（手太阳小肠经）	养老、腕骨、后溪、少泽	项部、眼、耳、鼻疾病，精神方面疾病	养老：眼病；后溪：癫痫、盗汗、手指痉挛；少泽：乳房疾病、翼状胬肉

续表

分区			穴位	共同性	特殊性
肘臂	内侧（掌侧）	前缘（手太阴肺经）	尺泽、孔最、列缺、太渊、鱼际、少商	肺、上呼吸道疾病	尺泽、孔最：咯血、肺炎；列缺：桡侧腕关节疾病、头项痛；太渊：桡侧腕关节疾病；鱼际：咯血、哮喘、小儿疳积；少商：昏厥
		中间线（手厥阴心包经）	曲泽、臂中、郄门、间使、内关、大陵、劳宫	胸部病	臂中：上肢瘫痪、心悸；曲泽：胃肠炎；间使：疟疾、癫痫；内关：风湿性心脏病、胃肠病；劳宫：口腔病、呃逆、手癣
				心、心包（脑）疾病，精神方面疾病	
		后缘（手少阴心经）	少海、通里、神门、少府	心、心包（脑）疾病，精神方面疾病	少海：肘关节病；少府：风湿性心脏病
其他			八邪、上八邪、落枕	掌指关节疾病	八邪：蛇咬伤；落枕：项强痛、胃痛
			四缝、十宣		四缝：百日咳、小儿消化不良；十宣：昏厥、高热

五、下肢部常用穴位及其主治

下肢部常用穴位及其主治见下表（表 1-18）。

表 1-18 下肢部常用穴位主治表

分区	穴位	共同性	特殊性
髋	居髎、环跳、坐骨	髋关节疾病	坐骨：坐骨神经痛、下肢瘫痪

续表

分区		穴位	共同性	特殊性
大腿		承扶、殷门	腹部病、下肢瘫痪	坐骨神经痛、股后侧软组织病	承扶：肛门病、尿闭；殷门：腰脊痛
		风市、膝阳关		股外侧软组织病	风市：股外侧皮肤神经炎
		外阴廉、髀关、迈步、伏兔、梁丘		股前侧软组织病	外阴廉：股四头肌麻痹、瘫痪；梁丘：胃痛
膝		内膝眼、外膝眼			膝关节及其周围软组织疾病
下腿部	前侧（足阳明胃经）	足三里、阑尾穴、上巨虚、丰隆、脑清、解溪、内庭	头部病、发热、咽喉病、下肢瘫痪及局部病	面部、眼、鼻、口、齿疾病，胃肠病	足三里：高血压、贫血、虚弱；阑尾穴：急、慢性阑尾炎；上巨虚：肠炎、菌痢；脑清：脑炎后遗症、足下垂；内庭：牙痛、扁桃体炎
	外侧（足少阳胆经）	阳陵泉、胆囊穴、光明、悬钟、丘墟、足临泣		颞部、眼、耳、胸胁疾病，胆道疾病	阳陵泉、胆囊穴：肝胆疾病；光明：眼病；悬钟：落枕、颈淋巴结结核；丘墟：胸胁痛、踝关节病、足临泣：乳痈、足痛
	后侧（足太阳膀胱经）	委中、委阳、承山、飞扬、昆仑、申脉、京骨、至阴		项部、眼、鼻疾病，腰背痛，坐骨神经痛	委中：腰背痛、急性腰扭伤、急性胃肠炎；委阳：下肢麻痹、尿闭、水肿；承山：肛门病、腓肠肌痉挛；昆仑：头、项、背、腰、腿酸痛；申脉：癫痫；至阴：头痛、难产、胎位不正

续表

分区		穴位	共同性	特殊性
下腿部	内侧	前缘（足太阴脾经）	血海、阴陵泉、地机、三阴交、商丘、公孙、隐白	腹部病、泌尿生殖系统病、下肢瘫痪及局部病	肠、胃、小腹部病	血海：皮肤病、过敏性疾病、月经病；阴陵泉：腹胀、水肿、尿闭；三阴交：神经衰弱、男女生殖系统病；公孙：胃肠病；隐白：月经病、内脏慢性出血
		中间（足厥阴肝经）	曲泉、蠡沟、中封、太冲、行间		外生殖器病、肝病	曲泉：膝关节病、疝气、前列腺炎；蠡沟：尿闭、遗精、阳痿；太冲：高血压、头痛、眩晕；行间：青光眼、肋间神经痛
		后缘（足少阴肾经）	筑宾、复溜、太溪、照海、然谷、涌泉		肾脏病	筑宾：肾炎、膀胱炎；复溜：多汗、大汗、水肿；太溪：腰痛、足底痛；照海：癫痫、脑病；涌泉：休克、高血压、神经衰弱
其他			陵后、八风、上八风、跟紧、跟平		八风、上八风：足及足趾痛；陵后：坐骨神经痛；跟紧、跟平：马蹄足

穴位施治的规律一般分为分经主治和分部主治两个方面。

（一）分经主治规律

根据经络循行，每条经脉上所分布的穴位，都可以治疗该经循行所过部位的外经病和与其有络属关系的脏腑病。有些部位是两经或三经均可到达之处，这些部位的病证则是两经或三经腧穴可共同治疗的。

十四经穴的分经主治规律是：腧穴除能治疗本经的病证外，有的还能治疗二经或二经以上的病证。由此可见，分经主治既有其特性，又有其共性，归纳起来就是"经络所通，主治所及"。

（二）分部主治规律

头面部和颈部的腧穴，绝大多治疗头面部局部病证；胸腹部腧穴，大多可治疗脏腑疾患；背腰部腧穴大可多治疗背腰部慢性疾患等局部病证，少数穴可循经治疗下肢病；少腹部腧穴，主治脏腑疾病，还可治疗全身疾患。

因此，从腧穴的治疗作用来看，头面部和躯干部腧穴以分部主治为主，四肢部腧穴以分经主治为主，分经是从纵向的、整体的角度总结了腧穴的远治作用，分部则是从横向的、局部的角度归纳了腧穴的近治作用。

第二章 毫针刺法

毫针刺法，具有很高的技术要求和严格的操作规程，为医者必须熟练地掌握从进针至出针的全过程。

第一节 针刺方法

一、进针方法

（一）刺手与押手

毫针操作时，一般将医者持针的右手称为"刺手"，按压穴位局部的左手称为"押手"（又称"压手"）。《灵枢·九针十二原》记述的"右主推之，左持而御之"，说明刺手的作用主要是掌握毫针，进针时将臂、腕、指之力集于刺手，使针尖快速透入皮肤，然后行针。押手的作用，主要是固定穴位皮肤，使毫针能够准确地刺中腧穴，并使长毫针针身有所依靠，不致摇晃和弯曲。进针时，刺手与押手配合相当，动作协调，可以减轻痛感，行针顺利，并能调整和加强针感，提高治疗效果。古代医家非常重视双手配合动作，如《标幽赋》所说："左手重而多按，欲令气散；右手轻而徐入，不痛之因。"这确是经验之谈。

(二) 进针手法

1. 单手进针法 即用刺手的拇、食指持针，中指指端紧靠穴位，中指指腹抵住针身下段，拇、食指向下快速用力按压，当病人感到指按穴时，顺势而下，将针刺入皮下，直刺至所要求的深度（图2-1）。此法用于短毫针进针。

2. 双手进针法 即刺手与押手互相配合，协同进针。常用的有以下几种：

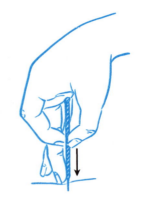

图2-1 单手进针法

（1）爪切法 又称指切法，临床最为常用。即以左手拇指或食指之指甲掐切穴位上，右手持针，找准穴位，将针紧靠左手指甲缘刺入皮下（图2-2）。

（2）夹持法 即左手拇、食两指用消毒干棉球捏住针身下段，露出针尖，右手拇、食指持针柄，将针尖对准穴位，当贴近皮肤时，双手配合动作，用插入法或捻入法将针刺入皮下，直至所要求的深度（图2-3）。此法多用于长针进针。

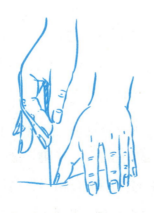

图2-2 爪切法

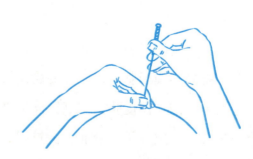

图2-3 夹持法

(3) 舒张法 即左手五指平伸，食、中两指分开置于穴位上，右手持针，针尖从食、中两指间刺入皮下（图2-4）。行针时，左手食、中两指可夹持针身，以免弯曲。在长针深刺时常用此法。对于皮肤松弛或有皱纹的部位，可用拇、食两指或食、中两指将腧穴部位皮肤向两侧撑开使之绷紧，以便进针（图2-5）。此法多适用于腹部腧穴的进针。

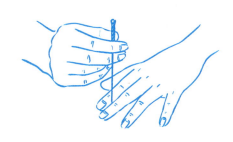

图2-4 舒张法

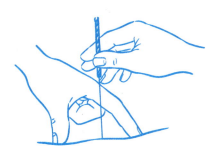

图2-5 舒张法

(4) 指捏法 即用左手拇、食两指将腧穴部位的皮肤捏起，右手持针从捏起部的上端刺入（图2-6）。此法主要用于皮肉浅薄的穴位，特别是面部腧穴。

3. **针管进针法** 用金属、塑料、有机玻璃等制成长短不一的细管代替押手，选用长短合适的平柄针或管柄针置于针

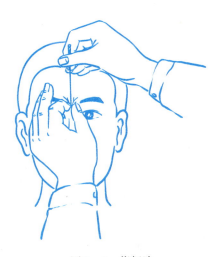

图2-6 指捏法

管内，针的尾端露于管的上口，针管下口置于穴位上，用手指拍打或弹压针尾将针尖刺入腧穴皮下，然后将套管抽出（图2-7）。

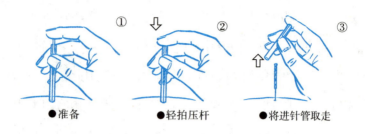

图 2-7 针管进针法

二、针刺的角度、方向、深度

(一) 针刺的角度

针刺角度,是指进针时针身与皮肤表面所构成的夹角(图 2-8)。其角度的大小,应根据腧穴部位、病性病位、手法要求等特点而定。针刺角度一般分为直刺、斜刺、平刺三类。

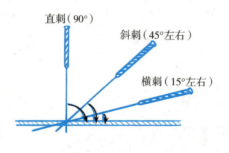

图 2-8 针刺的角度

1. 直刺 即针身与皮肤表面呈 90°,垂直刺入腧穴。直刺法适用于针刺大部分腧穴,尤其是肌肉丰厚部的腧穴。

2. 斜刺 即针身与皮肤表面呈 45°左右,倾斜刺入腧穴。斜刺法适用于皮肉较为浅薄或内有重要脏器处,或不宜直刺、深刺的腧穴和在关节部的腧穴。在施用某种行气、调气手法时,亦常用斜刺法。

3. 平刺 又称横刺、沿皮刺,即针身与皮肤表面呈 15°左右,横向刺入腧穴。平刺法适用于皮薄肉少处的腧穴，如头皮部、颜面部、胸骨部腧穴。透穴刺法中的横透法和头皮针法、腕踝针法，都用平刺法。

（二）针刺的方向

针刺方向，是指进针时和进针后针尖所朝的方向，简称针向。针刺方向，一般根据经脉循行方向、腧穴分布部位和所要求达到的组织结构等情况而定。针刺方向虽与针刺角度相关，但进针角度主要以穴位所在部位的特点为准，而针刺方向则是根据不同病症治疗的需要而定。如头面部腧穴多用平刺，颈项、咽喉部腧穴多用横刺，胸部正中线腧穴多用平刺，一侧胸部腧穴多用斜刺，腹部腧穴多用直刺，腰背部腧穴多用斜刺或直刺，四肢部腧穴一般多用直刺等。仅以颊车穴为例，若用作治疗颔痛、颊痛、口噤不开等症时，针尖朝向颞部斜刺，使针感放射至整个颊部；当治疗面瘫、口眼歪斜时，针尖向口唇部横刺；治疗痄腮时，针尖向腮腺部斜刺；而治疗牙痛时，则用直刺。

（三）针刺的深度

针刺深度，是指针身刺入腧穴皮肉的深浅。掌握针刺的深度，应以既要有针下气至感觉，又不伤及组织器官为原则。每个腧穴的针刺深度，在临床实际操作时，还必须结合患者的年龄、体质、病情、腧穴部位、经脉循行深浅、季节时令、医者针法经验和得气的需要等诸多因素综合考虑，灵活掌握。《素问·刺要论》指出："刺有浅深，各至其理……深浅不得，反为大贼。"该经文强调了针刺的深度必须适当。

针刺的角度、方向和深度，这三者之间有着不可分割的关系。一般而言，深刺多用直刺，浅刺多用斜刺或平刺。对延髓部、眼区、胸腹部、背腰部的腧穴，由于穴位所在处有重要脏腑、器官，更要掌握好针刺的角度、方向和深度，以防针刺意外的发生。

三、行针手法

毫针进针后，为了使患者产生针刺感应，或进一步调整针感的强弱，以及使针感向某一方向扩散、传导而采取的操作方法，称为"行针"，亦称"运针"。行针手法包括基本手法和辅助手法两类。

（一）基本手法

行针的基本手法是毫针刺法的基本动作，从古至今临床常用的主要有提插、捻转两种。两种基本手法临床施术时既可单独应用，又可配合应用。

1. 提插法　即将针刺入腧穴一定深度后，施以上提下插动作的操作手法。使针由浅层向下刺入深层的操作谓之"插"，从深层向上引退至浅层的操作谓之"提"，如此反复地做上下纵向运动的行针手法，即为提插法。对于提插幅度的大小、层次的变化、频率的快慢和操作时间的长短，应根据患者的体质、病情、腧穴部位和针刺目的等而灵活掌握。使用提插法时指力要均匀一致，幅度不宜过大，一般以3~5分为宜，频率不宜过快，每分钟60次左右，保持针身垂直，不改变针刺角度、方向和深度。通常认为行针时提插的幅度大、频率快，刺激量就大；反之，提插的幅度小、频率慢，刺激量就小。

2. 捻转法　即将针刺入腧穴一定深度后，施以向前向后捻转动作的操作手法。这种使针在腧穴内反复前后来回旋转的行针手法，即为捻转法。旋转角度的大小、频率的快慢、时间的长短等，需根据患者的体质、病情、腧穴部位、针刺目的等具体情况而定。使用捻转法时，用力要均匀，角度要适当，一般应掌握在180°~360°，不能单向捻针，否则针身易被肌纤维等缠绕，引起局部疼痛和滞针而出针困难。一般认为捻转角度大，频率快，刺激量就大；捻转角度小，频率慢，刺激量则小。

（二）辅助手法

行针的辅助手法，是行针基本手法的补充，是以促使针后得气和加强针刺感应为目的的操作手法。临床常用的行针辅助手法有下列几种：

1. **循法** 针刺不得气时，可以用循法催气。其法是医者用指顺着经脉的循行径路，在腧穴的上下部轻柔地循按（图2-9）。《针灸大成》指出："凡下针，若气不至，用指于所属部分经络之路，上下左右循之，使气血往来，上下均匀，针下自然气至沉紧。"说明此法能推动气血，激发经气，使针后易于得气。

2. **弹法** 即针刺后在留针过程中，以手指轻弹针柄，使针体微微颤动，以加强针感，助气运行（图2-10）。《素问·离合真邪论》有"弹而怒之"之法，其后《针灸问对》亦说："如气不行，将针轻弹之，使气速行。"本法有催气、行气的作用。

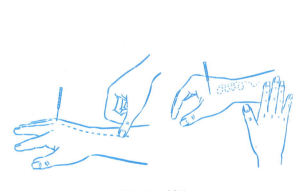

图2-9 循法

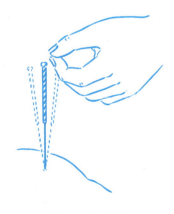

图2-10 弹法

3. **刮法** 即针刺入一定深度后，经气未至，手持针柄，以拇指、食指的指腹抵住针尾，用拇指、食指或中指指甲，由下而上频频刮动针柄，促使得气（图2-11）。《素问·离合真邪论》有"抓而下之"之法，姚止庵注云："抓，以爪甲刮针也。"本法在针刺不得气时用之可以激发经气，如已得气者，可以促进针刺感应的传导与扩散。

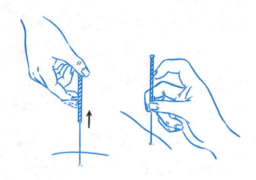

图2-11 刮法

4. 摇法 即针刺入一定深度后，手持针柄，将针轻轻摇动，以行经气（图2-12）。《针灸问对》有"摇以行气"的记载。摇法有二：一是直立针身而摇，以加强得气感应；一是卧倒针身而摇，使经气向一定方向传导。

5. 飞法 即针后不得气者，用右手拇、食两指执持针柄，细细捻搓数次，然后张开两指，一搓一放，反复数次，状如飞鸟展翅，故称飞法（图2-13）。《医学入门》载："以大指次指捻针，连搓三下，如手颤之状，谓之飞。"本法的作用在于催气、行气，并使针刺感应增强。

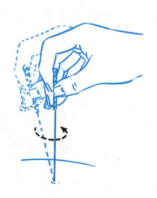

图2-12 摇法

6. 震颤法 即针刺入一定深度后，右手持针柄，用小幅度、快频率的提插、捻转手法，使针身轻微震颤（图2-14）。本法可促使针下得气，增强针刺感应。

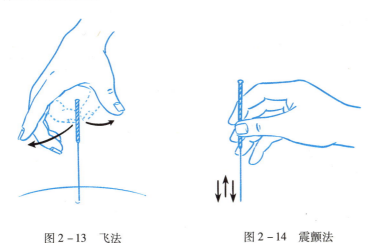

图2-13 飞法　　　　　图2-14 震颤法

毫针行针手法以提插、捻转为基本操作方法，并根据临证情况，选用相应的辅助手法。如刮法、弹法，可应用于一些不宜施行大幅度捻转的腧穴；飞法，可应用于某些肌肉丰厚部位的腧穴；摇法、震颤法，可用于较为浅表部位的腧穴。通过行针基本手法和辅助手法的施用，主要促使针后气至或加强针刺感应，以疏通经络、调和气血，达到防治疾病的目的。

四、得气、候气、催气和守气

(一) 得气

得气是指针刺入腧穴后，通过提插、捻转等手法，使针刺部位产生特殊的感觉和反应。当这种经气感应产生时，医者会感到针下涩滞或沉紧；同时，患者的针刺部位也会出现相应的酸、麻、胀、重等感觉，这种感觉可沿着一定的部位，向一定方向扩散传导。

得气与否与针刺疗效关系密切。一般而言，得气迅速，疗效就好；

得气迟缓，疗效就差；若不得气，就没有治疗效果。得气的强弱，也因人、因病、因穴而异。

（二）候气

是将针留置于所刺腧穴之内，安静地较长时间地留针，亦可间歇地运针，施以提插、捻转等催气手法，直待气至。

（三）催气

针刺后若不得气，可以均匀地提插、捻转，或轻轻地摇动针柄，亦可用弹、循、刮等方法，以激发经气，促使气至，这就是催气。

（四）守气

是指针刺得气后，就应谨慎地守护针下经气，防止其散失。

五、针刺补泻

（一）针刺补泻的原则

针刺补泻是以《内经》中"盛则泻之""虚则补之"的理论确立的两种不同的治疗大法。

（二）针刺补泻的概念

补法，泛指能鼓舞人体正气，使低下的功能恢复旺盛的方法；泻法，泛指能疏泄病邪，使亢进的功能恢复正常的方法。针刺补泻就是通过针刺腧穴，采用相应的手法激发经络之气，以补益正气，疏泄病邪，调节人体脏腑经络的功能，促使人体阴阳平衡而恢复健康。

（三）常用的针刺补泻手法

临床常用的针刺补泻手法分为单式补泻手法和复式补泻手法两类。

1. 单式补泻手法

是基本手法的简单组合,也就是将两种操作形式完全相反的手法结合在一起,而达到补泻目的的操作方法。常用的单式补泻手法主要有捻转补泻(图2-15)、提插补泻(图2-16)、徐疾补泻(图2-17)、迎随补泻、呼吸补泻、开阖补泻、平补平泻等法。详见表2-1。

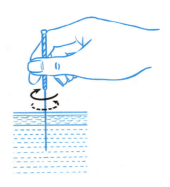

图2-15 捻转补泻

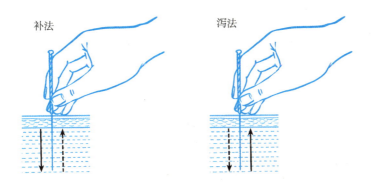

图2-16 提插补泻

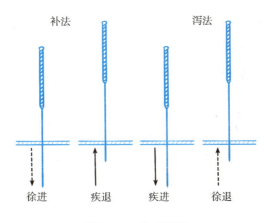

图2-17 徐疾补泻

表2-1 单式补泻手法表

名称	补法	泻法
捻转补泻	捻转角度小，用力轻，频率慢，时间短，大指向前，食指向后	捻转角度大，用力重，频率快，时间长，大指向后，食指向前
提插补泻	先浅后深，重插轻提，幅度小，频率慢，时间短，以下插为主	先深后浅，轻插重提，幅度大，频率快，时间长，以上提为主
徐疾补泻	进针慢，出针快，气留于内	进针快，出针慢，使气外泄
迎随补泻	针尖沿经脉循行方向顺经而刺	针尖沿经脉循行方向逆经而刺
呼吸补泻	呼气时进针，吸气时出针	呼气时出针，吸气时进针
开阖补泻	出针后按闭针孔	出针时不按闭针孔，或摇大针孔
平补平泻	进针得气后，均匀地提插捻转	

2. 复式补泻手法

是单式补泻手法的综合应用，即由单式补泻手法进一步组合而成。也就是将操作形式完全不同而作用相同的手法结合在一起，以达到补泻目的的操作方法。具体操作方法见表2-2。

表2-2 常用的复式补泻手法

名称	操作方法
烧山火（图2-18）	将穴位从皮下到最深处分天、人、地三部。首先刺入天层，施紧按加捻转，反复操作最少九次（行老阳数），病人反应有热感时刺入层，再有热感，再深入地层，可将针留体内，起针时紧按针孔，使热留人体内，称作烧山火，为热补法。专治顽痛冷痹，能除顽痛麻冷
透天凉（图2-19）	皮下也分天、人、地。针刺深入直达地层，施紧提（加捻转）慢按（有冷感），再紧提（有凉感），再提到天层，仍施紧提慢按（有冷感），起针时摇大针孔，称为透天凉。治疗肌热骨蒸及急性痈肿等热性疾病

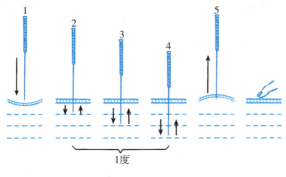

图 2-18 烧山火

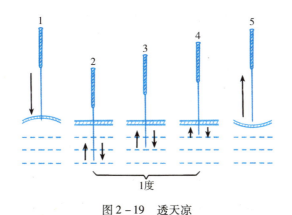

图 2-19 透天凉

六、留针与出针

（一）留针

针刺入腧穴后，将针留置在穴位内，称之为留针，目的是加强针感和针刺的持续作用，以便于继续行针施术。留针的时间主要依据病情而定，一般病症，只要针下得气，施术完毕即可出针，或酌情留针10~30分钟；而慢性病或疼痛、痉挛类病症，可适当延长留针时间。留针的方法一般分为"静留针"和"动留针"两种。

（二）出针

出针是指在施行针刺手法和留针达到一定的治疗要求后将针拔出

的操作。出针时应先以左手拇指、食指固定腧穴周围皮肤,右手持针轻微捻转退至皮下,然后出针。出针的快慢,必须结合病情或各种补泻手法需要。

第二节 针刺异常情况的处理与预防

针刺治病是一种安全、有效的疗法,但由于种种原因,有时也可能出现某种异常情况,如晕针、滞针、弯针等,必须立即进行有效处理。

一、晕针

(一) 现象

轻度晕针,表现为精神疲倦,头晕目眩,恶心欲吐;重度晕针,表现为心慌气短,面色苍白,出冷汗,脉象细弱,甚则神志昏迷,唇甲青紫,血压下降,二便失禁,脉微欲绝。

(二) 原因

多见于初次接受针刺治疗的患者,其他可因精神紧张、体质虚弱、劳累过度、饥饿空腹、大汗后、大泻后、大出血后等。也有因患者体位不当,施术者手法过重,或治疗室内空气流通不畅等。

(三) 处理

立即停止针刺,将针全部起出,扶患者平卧,头部放低,松解衣带,注意保暖。轻者静卧片刻,给饮温茶,即可恢复。如未能缓解者,用指掐或针刺急救穴,如人中、合谷、内关、足三里、涌泉、中冲等,也可灸百会、气海、关元、神阙等,必要时可配用现代急救措施。晕针缓解后，仍需适当休息。

（四）预防

对晕针要重视预防，如对初次接受针治者，要做好解释工作，解除其恐惧心理。选取舒适持久的体位，尽量采用卧位。选穴宜少，手法要轻。对于劳累、饥饿、大渴的患者，应嘱其休息，进食、饮水后，再予针治。针刺过程中，注意观察患者的神态，询问针后情况，一有不适等晕针先兆，需及早采取处理措施。此外，注意室内空气流通，消除过热过冷因素。

二、滞针

（一）现象

针在穴位内，运针时捻转不动，提插、出针均感困难。若勉强捻转、提插，则患者感到疼痛。

（二）原因

患者精神紧张，针刺入后局部肌肉强烈挛缩；或因行针时捻转角度过大过快、持续单向捻转等，以致肌纤维缠绕针身。

（三）处理

嘱患者消除紧张情绪，使局部肌肉放松。可延长留针时间，用循、摄、按、弹等手法，或在滞针附近加刺一针，以缓解局部肌肉紧张。如因单向捻针而致者，需将针反向捻。

（四）预防

对精神紧张者，应先做好解释，消除顾虑，并注意行针手法，避免连续单向捻针。

三、弯针

（一）现象

针柄改变了进针时刺入的方向和角度，使提插、捻转和出针均感困难，患者感到针处疼痛。

（二）原因

术者进针手法不熟练，用力过猛，以致针尖碰到坚硬组织，或因患者在针刺过程中变动了体位，或针柄受到某种外力碰压等。

（三）处理

出现弯针后，就不能再行手法。如针身轻度弯曲，可慢慢将针退出；若弯曲角度过大，应顺着弯曲方向将针退出。因患者体位改变所致者，应嘱患者慢慢恢复原来体位，使局部肌肉放松后，再慢慢退针。有弯针现象时，切忌强拔针、猛退针。

（四）预防

医者进针手法要熟练，指力要轻巧。患者的体位要选择恰当，并嘱其不要随意变动。注意针刺部位和针柄不能受外力碰压。

四、断针

（一）现象

针身折断，残端留于患者腧穴内。

（二）原因

针具质量欠佳，针身或针根有损伤剥蚀；针刺时针身全部刺入腧穴内，行针时强力提插、捻转，局部肌肉猛烈挛缩；患者体位改变，或弯针、滞针未及时正确处理等,均可造成断针。

(三) 处理

嘱患者不要紧张、乱动,以防断针陷入深层。如残端显露,可用手指或镊子取出;若断端与皮肤相平,可用手指挤压针孔两旁,使断针暴露体外,用镊子取出;如断针完全没入皮肤、肌肉内,应在X线下定位,手术取出。

(四) 预防

应仔细检查针具质量,不合要求者应剔除不用。进针、行针时,动作宜轻巧,不可强力猛刺。针刺入穴位后,嘱患者不要随意变动体位。针刺时针身不宜全部刺入。遇有滞针、弯针现象时,应及时正确处理。

五、针后异常感

(一) 现象

出针后,患者不能挪动体位,或重、麻、胀的感觉过强,或原有症状加重,或针孔出血,或针处皮肤出现青紫、结节等。

(二) 原因

肢体不能挪动,可能是有针遗留,未完全拔出,或体位不当,致肢体活动受限。有过于重、麻、胀针感者,多半与行针时手法过重,或留针时间过长有关;原有病情加重,多因手法与病情相悖,即"补泻反,病益笃";局部出现出血、青紫、硬结,多因刺伤血管所致,个别可能由凝血功能障碍引起。

(三) 处理

如有遗留未出之针,应随即起针,退针后让患者休息片刻,不要急于离开。对原病加重者,应查明原因,调整治则和手法,另行针治。局部出血、青紫者,可用棉球按压和按摩片刻,如因内出血青紫块明显者,应先作冷敷,以防继续出血,再行热敷,使局部瘀血清除。

(四) 预防

退针后应清点针数,避免遗漏。行针手法要柔和适度,避免手法过强和留针时间过长。临诊时要认真辨证施治,处方选穴精炼,补泻手法适度。要仔细查询有无出血病史,对男性患者,要注重排除血友病。要熟悉浅表解剖知识,避免刺伤血管。

六、针刺引起创伤性气胸

(一) 症状

患者突感胸闷,胸痛,气短,心悸,严重者呼吸困难,发绀,出汗,烦躁,恐惧,甚则血压下降,出现休克等危急现象。检查时,可见患侧胸部肋间隙变宽,叩诊呈鼓音,听诊肺呼吸音减弱或消失,气管可向健侧移位。胸部 X 片可见肺组织被压偏现象。有的轻度针刺创伤性气胸者,起针后并不出现症状,而是过了一定时间才慢慢出现胸闷、胸痛、呼吸困难等症状。

(二) 原因

针刺背部和锁骨附近的穴位过深,刺穿了胸腔和肺组织,气体积于胸腔部导致气胸。

(三) 处理

一旦发生气胸,应立即起针,并让患者采取半卧位休息,要求患者心情平静,切勿因恐惧而反转体位。一般漏气较少者,可自然吸收。医者要密切观察,随时对症处理,如给予镇咳、消炎类药物,以防止肺组织创口因咳嗽扩大，加重积气和感染。对严重病例需及时进行抢救，如胸腔排气、少量慢速输氧等。

（四）预防

医者针刺时要集中思想，选择适当体位，根据患者体形肥瘦，掌握进针深度；施行提插手法的幅度不宜过大；胸背部腧穴应斜刺、横刺，不宜长时间留针。

七、刺伤脑和脊髓

（一）症状

如误伤延髓时，可出现头痛、恶心、呕吐、呼吸困难、休克和神志昏迷等。如刺伤脊髓，可出现触电样感觉向肢端放射，甚至引起暂时性肢体瘫痪，有时可危及生命。

（二）原因

脑和脊髓是中枢神经统率周身各种机体组织的总枢纽、总通道，其表层分布有督脉，以及华佗夹脊等一些重要腧穴。如风府、哑门、大椎、风池和背部正中线第 1 腰椎以上棘突间的腧穴，若针刺过深，或针刺方向、角度不当，均可伤及，造成严重后果。

（三）处理

当出现上述症状时，应及时出针。轻者需安静休息，经过一段时间后，可自行恢复；重者则应结合有关科室，如神经外科等，进行及时抢救。

（四）预防

凡针刺督脉第 12 胸椎以上穴位及华佗夹脊穴，都要认真掌握针刺深度、方向和角度。如针刺风府、哑门，针尖方向不可上斜，不可过深；悬枢以上的督脉腧穴及华佗夹脊穴，均不可深刺。上述腧穴在行针时只宜用捻转手法，避免提插手法，禁用深刺手法。

八、刺伤内脏

（一）症状

刺伤肝、脾，可引起内出血，出现肝区或脾区疼痛，有的可向背部放射。如出血不止，腹腔聚血过多，会出现腹痛、腹肌紧张，并有压痛及反跳痛等急腹症症状。

刺伤心脏时，轻者可出现强烈刺痛，重者有剧烈撕裂痛，引起心外射血，可即刻导致休克等危重情况。

刺伤肾脏，可出现腰痛、肾区叩击痛、血尿，严重时可出现血压下降、休克。

刺伤胆囊、膀胱、胃、肠等空腔脏器时，可引起疼痛、腹膜刺激征或急腹症等。

（二）原因

主要是施术者缺乏解剖学、腧穴学知识，对腧穴和脏器的部位不熟悉，加之针刺过深，或提插幅度过大，造成相应的内脏受损伤。

（三）处理

损伤轻者，卧床休息一段时间后，一般即可自愈。如损伤较重，或继续有出血倾向者，应加用止血药，或局部作冷敷止血处理，并加强观察，注意病情及血压变化。若损伤严重，出血较多，出现休克，则必须迅速采取输血等急救措施。

（四）预防

术者要学好解剖学、腧穴学，掌握腧穴结构，明确腧穴下的脏器组织。针刺胸腹、腰背部的腧穴时，应控制针刺深度，行针幅度不宜过大。

下篇 应用篇

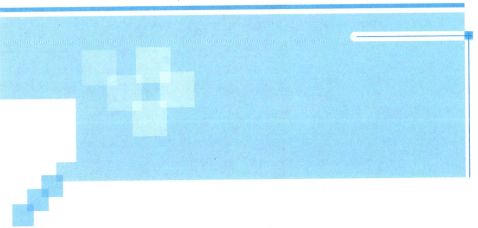

第三章　针刺治疗

第一节　针刺治疗急重病症

一、哮喘急性发作（窒息）

【概述】

本病是以突然发作的胸闷、气短、痰喘气涌、呼吸困难为主症的急性病患。现代临床上的支气管哮喘、喘息性支气管炎及阻塞性肺气肿等可参考本病辨证治疗。

【诊断要点】

1. 病史　有反复发作史，或长期慢性气管炎咳喘病史。有些从幼年即有发作史。

2. 临床表现　突然发作的呼气性呼吸困难、气喘、息疾、张口抬肩、胸闷、烦躁、不能平卧、喉中痰鸣，甚则面色苍白或发绀，出冷汗。若有继发感染者，可有寒热表证，一般不发热。

3. 辨证分型

（1）实喘：哮喘兼见寒热表证。其中寒喘者，多见咳痰，头身痛，恶寒无汗，脉浮紧；热喘者，多见身热口渴，咳痰黏黄不爽，胸闷胁胀，便干溺赤，脉滑数，舌苔黄腻。

（2）虚喘：哮喘兼见气短息微，语言无力，动则喘息，汗出，神疲乏力，气不得续，脉沉细。

（3）窒息：哮喘急性发作窒息倒地，呼吸停止，面色青紫，脉象细数。

【治疗】

1. 一般措施
取半坐卧位，注意保暖，有发绀者，可给氧气吸入。

2. 基本治疗
主穴：人中、大椎、风门、肺俞。

配穴：太渊、尺泽、列缺、膻中、中脘、关元、太溪。

操作：每取主穴加 1~2 对配穴，针用虚补实泻。虚寒者针后加灸，合并感染者用针刺拔罐。留针 15~30 分钟，每日 1 次。

窒息情况，立即针刺人中穴，针尖对准鼻中隔，冲击呼吸中枢，使病人大吸一口气，逐渐清醒。动物实验证实针刺人中穴可引起收缩压与舒张压升高，冲击呼吸中枢，使呼吸逐渐恢复。

方解：督脉穴有急救之功效，人中更为常用之急救效穴。大椎是督脉与手、足三阳经的交会穴，有总调一身阳气的作用，肺俞是肺气输注于背部的穴位，可调理肺气，通肺平喘。尺泽是手太阴肺经合穴，五行属水。肺属金，寒饮伏肺为肺之邪实之证，根据"实则泻其子"的原则，可泻肺经之水穴，以祛实邪，哮喘为肺气上逆之证，用尺泽正对此证。列缺是手太阴肺经络穴，肺主表，刺列缺可散寒解表，宣肺祛邪。膻中位于两肺之间，为气之会，主通调全身气机。

【按语】

哮喘发作，病位在肺，应以宣肺化痰、降逆平喘为治法，故选穴以肺经、胸部、上腹部的穴位为主。

二、急性心肌梗死及心源性休克

【概述】

冠状动脉粥样硬化形成的纤维斑块逐渐深入到血管腔，导致血管狭窄，从而使冠状动脉血流减少，其供血的代偿能力降低，一旦需血量超过冠状动脉最大血流供应，即会发生心肌缺血，产生心绞痛。血管狭窄大约70%时，如心肌需氧量增加，即可发生心绞痛。动脉管腔堵塞到90%，限制血流通过，在静息状态也会发生心绞痛。当脂质斑块堆积造成血管内皮细胞坏死，斑块表面的纤维帽变薄，形成不稳定斑块，血管内膜一旦破裂，促进脂质核心和胶原暴露，血小板被激活，并积聚形成血栓，造成冠状动脉不完全或完全阻塞，称作心肌梗死。急性心肌梗死可并发严重的心力衰竭，心排血量明显下降，致使身体各重要器官和周围组织灌注不足而发生心源性休克。当今中国每年心脏病发病人数达2.9亿，因心脏病死亡者达9500万，心脏性猝死者达29万，该病已成为国人健康"第一杀手"。

【诊断要点】

1. **病史** 中老年肥胖者，有心绞痛史或梅毒性心脏病史，大多突然起病，也有少数病例在前1~2天先发生严重心绞痛，后忽然转剧。

2. **临床表现**

（1）急性心肌梗死：突然发生胸骨上中段后面或心前区绞榨样剧痛，并可向左肩、左臂或上腹部放射，硝酸甘油无效；疼痛持续数小时,甚至1天以上,常伴有血压下降,恐惧不安,汗出肢冷,脉微欲绝,甚至恶心呕吐,多数病人在发病数小时后即伴有体温升高,少数在24~48小时后体温才上升,持续1周左右。

(2)心源性休克:心肌梗死面积较大,即见大汗淋漓,面色发绀,发音细微或无声,脉转细数。

【治疗】

1. 一般措施

(1)绝对卧床,保持安静,精神宽慰,保暖,镇静,氧气吸入。查心电图诊断。

(2)急查体温、呼吸、脉搏、血压,判断有无休克、心衰、心律失常及肺栓塞,若有休克则抗休克。

2. 基本治疗

(1)急性心肌梗死:心肌梗死面积>10%者针刺效果较好。

取穴:①膻中、内关、厥阴俞;②心俞、巨阙、郄门。

操作:每日1次,每次针刺30分钟。两组穴位交替使用,每组针10天为一个疗程,疗程间隔3天,均采用毫针刺法。手法以捻转为主,采用强刺激,持续行针,心俞、厥阴俞用热补法,使温热感传到胸部。

方解:心包之募穴膻中及背俞穴厥阴俞两穴同取,俞募配穴,以调理心脏功能,通调气机;同时膻中又是气会,为宗气之所聚,取其可宣通气机,宽胸利膈。取手厥阴心包经络穴内关,因络穴为络脉由经脉别出部位的穴位,可联络表里两经,主治络脉病证,输注全身气血,故用以通经活络除痹。取心之背俞穴心俞,因背俞穴为脏腑之气输注于背腰部的穴位,可以治疗脏腑疾病。又取心之募穴巨阙,因募穴为脏腑之气结聚于胸腹部的穴位,与脏腑之气贯通,与心之背俞穴配合使用，俞募配穴，可调益心脏之功能，散寒通络。

（2）心源性休克：

取穴：心俞、厥阴俞、天突、内关、膻中、足三里。

操作：患者右侧卧位，2寸针刺厥阴俞，刺达椎体，提针进针达交感神经。

方解：背俞穴为脏腑精气输注背腰之所，故取心俞、厥阴俞，活血行气，通心络。内关为手厥阴心包经之络穴，与三焦经相通，具有治疗"实则心痛，虚则心烦"的作用，又是八脉交会穴之一，通阴维脉，而"阴维为病苦心痛"，故用于通调经脉，宣痹止痛。配膻中、天突调其气机。加用足三里升阳补气，以治胸痹、止痛。

3. 善后处理 疼痛缓解后，仍应卧床休息6周，待各化验结果正常后方可逐渐在床上活动，再经3~4周后，才可下地轻微活动。

【按语】

针灸治疗急性心肌梗死，取心俞、巨阙，二穴是心之俞募穴，能调气通阳宣痹。心主血脉，脉为血之运行通路，气又为血帅，心气虚或心阳不足，则血运无力，产生瘀血，导致心脉瘀塞而发生疼痛。故取心俞以通阳散结，膻中以宽胸理气，内关、郄门以清心胸郁热而宣心阳，诸穴配伍，可通阳散结，行气化瘀，活血通络，故疗效显著。

针刺不但能减轻或消除心肌梗死病人的疼痛，而且对改善心肌缺血缺氧状态，改善左心功能，减轻梗死病情，减少并发症和死亡率等均有积极作用。

案例

封某，男，55岁。

主诉：心前区剧痛已20分钟。

现病史：晨4时40分熟睡翻身时突发心前区剧痛，口服硝酸甘油、氨茶碱疼痛不减，心慌心悸，胸憋气短，乏力懒言，恶心欲吐，口唇青紫，二便失禁。

既往史：陈旧性心肌梗死。

检查：对光反射敏感，呼吸尚匀。听诊：心音 $P_2 > A_2$，心音微弱，背下部可听到散在湿性啰音。舌体胖，有裂纹，色暗紫，苔厚腻，脉沉细数而结，血压 80/50mmHg。

辨证辨病：心阳不振、心脉瘀阻的真心痛。

诊断：急性心肌梗死。

治法：温阳通脉，行气止痛。

取穴：内关、膻中。针刺内关时，以温补捻转法运针；针刺膻中时，针尖向上捻转，以补心气。治疗后心痛缓解，但发病一个小时后心搏充力，心律不齐，脉结频发。

到7时发现大汗淋漓，四肢变冷，语音低微，口唇青紫，为中气不足、心阳不振的表现，即心源性休克。

令患者右侧卧，用2.5寸30号针刺其心俞穴达交感神经链后，患者即出现心脏早搏感，而后心律立即转齐，此时立即选用足三里穴，采用紧按慢提烧山火手法以温中培土、荣养四末后，冷汗逐渐消失，声音亦见有力，经过近1小时连续运针，诸症缓解，病情稳定。早晨8时上班后，由东直门医院派救护车接到医院急诊室就诊，经心电图检查证实为急性前侧壁广泛性心肌梗死，收入病房继续治疗。

按语：膻中为心包之募穴，是气机之聚，能宽胸和气，促进经气运行，气为血帅，气行则血行。心俞为心主之俞，乃脏腑精气转输之处，施以温补手法，可温通心阳，疏调心气。《内经》曰："内关主心痛。"内关穴为心包经之络穴，为止痛的有效穴，善宽胸行气而止痛。此穴位组方，能振奋心阳，消散郁结之阴寒，是治疗心绞痛的上佳穴位组方。

现代医学诊断的急性心肌梗死与祖国医学所描述的"真心痛""胸痹"等病酷似。《素问·痹论》云:"心痹者,脉不通。"《灵枢·厥病》有"真心痛,手足清至节,心痛甚,日发夕死,夕发旦死"的记载;清代喻嘉言之《医门法律》对真心痛又进行了更精确的描述:"真心痛,手足逆而通身冷汗,气微力弱……亦主旦发夕死。"可见,真心痛所描述的多属现代医学的心肌梗死急性发作症状。有关其病因病机,《素问·痹论》言其主要成之于心阳不振、心脉瘀阻而导致的"脉不通",不通则痛,故有心前区剧痛。心脉失养,则心慌心悸,脉细数而结;心阳不振,阳气失固,不荣四末,而形寒肢冷;胃络通心,心阳不振,胃土不煦则感恶心欲吐,故选取足三里以补脾胃之中气,温胃止呕,荣达四末。本病主要病位在心,治宜温通心阳,通经活络,宁心止痛。另外,该病心痛发作时,硝酸甘油及氨茶碱等未见效果。《内经》曰:"邪之客于心者,皆在于心包络,心包者,心主之脉也。"而"内关主心痛"的治法,历来为医家所推崇。故首选既是心包经之络穴又是八脉交会穴的内关以回阳通脉,配以心包之募穴膻中和心之背俞穴心俞,以补心气而复心律。三穴相配,共奏温通心脉、回阳止痛之功,是急性心肌梗死在家中急性发作、药物治疗无效时最好的抢救方法,可为将病人送入医院抢救争取时间,从而减少死亡率。

三、急性发热

【概述】

发热是疾病的一种症状,正常人的体温在37℃左右,体温达37℃以上者便称之为发热。我们讨论的是急性发热。据有关资料,仅内科急性发热的疾病，就有四十多种。

【诊断要点】

1. **病史**　常常出现在某些疾病之前，或某些疾病之中。常见于肺结核、甲状腺功能亢进、中暑、细菌感染形成的急性炎症及各种传染病。

2. **临床表现**　突然发热，来势迅速，体温甚至可达40℃以上。

3. **辨证分型**

（1）风热表证：发热恶寒，口燥咽干，头痛咳嗽，舌红苔黄，脉浮数。

（2）风寒表证：恶寒发热，无汗而喘，头身疼痛，苔薄白，脉浮紧。

（3）风毒表证：发热恶寒，皮肤有红肿块，全身游走性痒痛，舌红苔白，脉弦数。

（4）邪在半表半里：寒热往来，胁肋胀痛，口燥咽干，心烦目眩，呕恶纳差，苔白或黄，脉弦数。

（5）肺热证：高热咳嗽，痰黄而稠，咽干口渴，舌红苔黄，脉滑数。

（6）胃热证：高热汗出，烦渴引饮，小便黄少，舌红，脉洪滑数。

（7）气分湿热证：发热身重，脘痞纳呆，恶心便溏，苔黄腻，脉滑数。

（8）热入营血证：发热夜甚，舌绛心烦，或斑疹隐隐，吐血便血，甚则神昏谵语，舌謇，脉细数。

【治疗】

基本治疗

取穴：大椎、二间、内庭、曲池、后溪、足三里。

操作：大椎用三棱针点刺放血，其他穴位用毫针施以泻法。留针

15~30分钟，每日1~2次。

方解：大椎是督脉与手、足三阳经之交会穴，有总调全身阳气而泻热的功能，是退热第一要穴。曲池是手阳明大肠经之合穴，又是全身退热要穴之一。大肠与肺相表里，取大肠经之曲池，既可清热又可解表，使腠理开泄，给内侵之邪以出路。

【按语】

发热时，太阳主表，治宜疏解，阳明主肌，治宜清泻。取"诸阳之会"之大椎，并点刺出血，是借表散阳邪而解热；加手、足阳明经之荥穴二间、内庭，以疏通经气，清泻阳明热邪；太阳主表，取手太阳经之输穴后溪，以通八脉，而疏解经脉，经脉通则热邪自除。

针灸对高热有一定疗效，但一定要查明原因，针对病原采取相应的措施。对于退热不显著者，应结合其他方法综合治疗。

四、急性昏迷

【概述】

以突然昏倒、不省人事为主症，是临床常见的急重病。时行热病、中暑、中风、癫痫、脏躁、疫毒痢和消渴、癃闭、臌胀病后期，均可出现。

本病总由阴阳失调，气机逆乱而致。气盛有余，则气逆而上壅，清窍为之闭塞；气虚不足，则气陷而不能上承，清阳不得舒展。

【诊断要点】

辨证分型

（1）闭证：属实。以昏迷时牙关紧闭，两手握固，面赤气粗，二便闭塞，痰声似拽锯，脉弦滑而数为表现。

(2)脱证：属虚。除昏迷外，以四肢厥冷，汗出，目合，口开，鼾声息微，手撒尿遗，脉象细弱为表现。

【治疗】

基本治疗

(1)闭证：

主穴：人中、十宣、合谷、太冲。

配穴：大椎、内关、丰隆、涌泉、百会、印堂。

操作：先刺主穴，点刺出血或速刺泻热，必要时用配穴，或适当留针。

方解：本方取督脉之要穴人中，"经脉所过，主治所及"，督脉为阳气之总督，取该经脉穴位有急救之功效，人中更为常用之急救效穴。

(2)脱证：

取穴：人中、内关、印堂、足三里。

操作：人中、内关毫针刺，施以补法，灸印堂，直至苏醒。若下肢感到无力，可灸足三里。

方解：取手厥阴心包经之络穴内关，以醒神开窍。内关又为八脉交会穴之一，是手厥阴心包经与阴维脉之交会穴，可以理气、宽胸、醒神、开窍。

气脱配足阳明胃经之合穴足三里，以强身健体，益气升阳。

【按语】

人中为督脉穴，督脉入络于脑，故刺之有醒脑开窍之功。内关为心包经络穴，可活血醒神。因虚致厥，宜用灸法，艾灸印堂可以温行气血，促其清醒过来。无力举步行动，用艾炷重灸足三里穴，阳明主润宗筋，疏筋骨利关节，通过阳明行气于三阳，能促使运动功能迅速恢复。

严密观察病人神志、体温、脉搏、血压、呼吸、瞳孔变化，以及有汗无汗、有尿无尿、面色有无发绀等情况，严防呼吸衰竭的发生。

五、休克

【概述】

休克是机体在强烈有害因素作用下，神经、内分泌、代谢、循环等系统的重要机能发生严重障碍，以急性循环功能不全为主要表现的综合征。

【诊断要点】

1. **病因** 感染、失血、失液、过敏、创伤。根据休克原因的不同，大致分为以下几类：①感染性休克或中毒性休克；②低血容量性休克（因失血、脱水等所致）；③神经源性休克（因剧痛、脊髓损伤、麻醉等所致）；④过敏性休克（因青霉素、生物制品等过敏所致）；⑤放射性休克（因X线过量、同位素中毒等所致）。

2. **临床表现** 面色苍白，手足厥冷，脉搏细弱，血压下降，尿量减少，神志障碍。

3. **辨证分型**

（1）气脱：呼吸微弱，唇发紫绀，舌质胖，脉细无力，甚则亡阳。

（2）血脱：口渴，烦躁不安，舌淡，面唇皆白，脉微而数或芤大，甚则亡阴。

（3）气血俱脱：神志不清，转入昏迷，呼吸微弱，心音低钝，脉搏不可及。乃重危证。

(4) 热厥：如温邪入侵，气阴耗伤，可出现神志恍惚或烦躁不安，口渴汗出，四肢厥冷而脐腹灼热，便秘尿赤，舌质红，苔黄而干，脉细数。

(5) 寒厥：精神萎靡，面白唇青，畏寒肢冷，汗多不渴，舌淡，脉沉细欲绝。

【治疗】

基本治疗

主穴：素髎、人中、内关。另根据脏腑辨证取相关的俞募相配，用2寸以上针刺背俞，达椎体旁，深刺胸腹部交感神经链，轮流运针，使针感顺肋间神经传导，可见大汗立止，说话有声，手足温暖，是抢救最佳疗法。

配穴：中冲、涌泉、足三里、气海、关元、神阙、印堂、耳后升压沟。气脱者，取气海、关元、足三里、膻中；血脱者，取大敦、气海、关元；热厥者，取涌泉、足三里、耳皮质下与肾上腺；寒厥者，取神阙、百会。

操作：急刺素髎、人中、内关，施以补法，血压若回升，可适当留针，或加灸百会、气海、关元、神阙。留针15~30分钟，每日1~2次。

方解：本方取督脉之要穴人中，"经脉所过，主治所及"，督脉为阳气之总督，取该经脉穴位有急救之功效，人中更为常用急救之效穴。取手厥阴心包经之络穴内关，以醒神开窍。内关又为八脉交会穴之一，是手厥阴心包经与阴维脉之交会穴，可以理气、宽胸、醒神、开窍。取任脉穴气海、关元，任脉总任一身之阴，气海可回阳救逆，关元可益气固脱，取二穴相配，可以达到补阳益气、救逆固脱之效。气脱配足阳明胃经之合穴足三里，以强身健体，益气升阳。寒厥取神阙、百会，以温阳散寒。

【按语】

1. 尽快找出发生休克的原因,及时抢救。
2. 安静,保暖,避免搬动。若脱水、失血,给补液或输血。

六、膈肌痉挛

【概述】

膈肌痉挛收缩使空气突然被吸入气管,同时声带闭合,以致喉间呃声连续不断。病人难以自制,也颇痛苦。

偶发的膈肌痉挛,一般不用治疗。持久而严重的膈肌痉挛,主要见于神经精神疾病(如癔症、脑炎、脑膜炎及脑出血等),胸腹腔疾患(如胃肠道扩张、积气,腹膜或胰腺、阑尾的炎症,胸膜、膈上下炎症等),颅脑及胸腹腔手术后,或中毒(如使君子、酒精中毒,或严重感染性中毒及尿毒症)。

【诊断要点】

1. **临床表现** 根据胸膈逆气连续上冲、不停打嗝难以自制的典型症状,诊断并不困难。再结合病史、手术史、中毒史、感染史及伴发的症状、体征,其原发病因也不难查出。

2. **辨证分型**

(1) 实证:呃逆初起,呃声响亮而有力,病人形神未衰者,是实。其中呃声沉缓,胃脘冷痛而胀,喜温,畏寒,手足不温,纳减,便溏,小便清长,舌苔白而脉迟缓者,是胃寒呃逆;呃逆声响亮、连续有力,胃脘灼热,喜冷饮,口臭,烦渴,面赤,溲黄,便干,舌苔黄,脉滑数者,是胃热呃逆;呃逆因情绪波动而加重,兼见胸闷胁胀、口苦、嗳气、烦躁易怒、脉弦者,是肝气犯胃之呃逆。

（2）虚证：久病呃逆，呃声低怯无力，神疲，气短，形瘦者，多属虚。其中兼见面色不华，纳少，肢冷，便溏，脘腹胀，舌淡脉弱者，是脾胃阳虚；见咽干，烦渴消瘦，颧红，五心烦热，舌红，无苔，脉细数者，是胃阴不足。

【治疗】

1. **一般措施** 主要根据原发病的治疗采取相应措施。

2. **基本治疗** 主要在于缓解和消除症状。

（1）直接刺激膈神经。

操作：从胸锁乳突肌前缘、平环状软骨处进针，针尖略向椎体前方。直刺1.5~2寸，达膈神经附近，针感循膈神经下行即可止呃逆，观察20分钟。

（2）选取相应穴位。

取穴：膻中、中脘、足三里、内关、膈俞。

操作：毫针强刺激，施以泻法，留针30分钟，第二日针灸1次，若未复发则可停止。

方解：膻中是气会，为宗气之所聚，取其可宣通气机，宽胸利膈。中脘是胃之募穴，募穴可治六腑病证，中脘善治胃腑病证。足三里是足阳明胃经合穴，下合穴亦多用于治疗六腑病证。足三里与中脘，募合相配，共奏理气和胃降逆之功。膈肌痉挛是胃气上逆动膈所致，膈俞位在膈旁，有利膈镇逆之功。内关是八脉交会穴之一，通于阴维脉，善治胃、心、胸的疾患，取之可宽胸利气，和中解郁。膈俞与内关两穴相配，宽胸利气，利膈镇逆，为治此病的有效对穴。

以上五穴同用，和胃降逆，利膈止逆。

3. **其他治疗** 耳针。

主穴：膈、胃、肝、脾、交感。

配穴：神门、皮质下、肾上腺。

操作：取主穴 2~3 个，配穴 1 个，强刺激，留针 30~60 分钟。也可埋针。

【按语】

1. 内关、膻中、膈俞三穴合用宽胸利膈，增强镇逆调气之效。

2. 对脑出血、胸腹腔炎症等引起的呃逆，除针灸止呃外，还应积极治疗原发病。

七、舌肌麻痹

【概述】

舌头伸出时，舌尖偏向一侧，称为舌歪斜，也称舌肌麻痹。

【诊断要点】

1. 病因　支配面下部肌的面神经和舌下神经受损。

2. 临床表现　以吞咽困难、构音障碍、饮水发呛为特征。

【治疗】

基本治疗

取穴：外廉泉、合谷、水沟、风池。

操作：水沟穴针向鼻中隔斜刺五分，针体顺时针旋转90°左右，以快速雀啄手法，至眼球湿润为度。风池穴向下颌方向震颤进针 2~2.5 寸，随后以高频（约200次/分）低幅（10°左右）手法捻转 1 分钟。廉泉穴进针 1.5 寸，对准舌下神经刺激至有酸麻胀感，手法同风池。合谷穴进针 0.5~1 寸，高频低幅捻转 1 分钟，留针 20 分钟，每 5 分钟行针 1 次。针刺外廉泉，在环状软骨前缘舌下线两侧各5mm处刺入，对准舌下神经部位施捻转加轻度提插至有酸麻胀感，以行气活血，通经消痹。每日 1 次，15 次为一个疗程。

【按语】

1. 在治疗舌肌麻痹的同时，还应注意原发病的治疗。

2. 在行针时，注意患者可承受的程度，避免因手法过重引起晕针等情况。

八、三叉神经痛

【概述】

原发性三叉神经痛常与感受风寒、病毒感染及齿病有关。继发性三叉神经痛，可能为炎症、血管疾病或肿瘤压迫神经所致。

【诊断要点】

1. 病史　中年以上女性多见。面部突然出现阵发性短暂剧烈疼痛，呈闪电样刺痛、灼痛或刀割样痛。其中痛在额部（眼裂以上）者为三叉神经第一支痛，痛在面颊（口裂以上）为第二支痛，痛在下颌部为第三支痛，以后二者并发为多见。常见的发作诱因为进食、洗脸、漱口。三叉神经的支配范围见图 3-1。

2. 临床表现　原发性三叉神经痛除典型疼痛外，常无明显体征，发作期可有患侧面肌抽搐、流泪、流涕、流涎等。若同时见其他神经系统损害，或疼痛呈持续性而阵发性加剧者，应考虑继发性三叉神经痛，以颅内疾患所致居多。

【治疗】

1. 基本治疗

主穴：①第一支痛：攒竹、阳白、鱼腰、印堂；②第二支痛：四白、巨髎、颧髎；③第三支痛：颊车、夹承浆、下关。（以上均取患侧。)

配穴：以上三组均可配合谷、三间、内庭，单侧或双侧。

操作：针刺下关穴，针感传至舌或下颌等处时，提插 5~10 次后出针，不留针。四白穴在眶下孔，若刺入不能止痛，改用 1 寸针刺颧骨内缘，针尖达四白穴，捻转较大角度，使上嘴唇感觉"变厚"，可止痛。夹承浆斜向前下方约 30°刺入 0.5 寸左右，待有触电样针感传至下唇时，捣刺 5~10 次。余穴均可刺入 1 寸深，得气即可。每日 1 次，10 次为一个疗程。

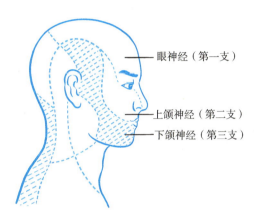

图 3-1 三叉神经的支配范围

2. **其他治疗** 耳针。

取面颊、上颌、下颌、神门。强刺激，每 5 分钟捻转 1 次，留针 30 分钟；或埋针。

【按语】

四白穴属胃经，下关穴为胃经与胆经之交会穴，针刺后可疏通循绕侧头、面部的胃经和胆经的经络气血，使气血阴阳平衡，通则不痛。

九、癔症性瘫痪

【概述】

本病是因大脑皮层遭受过度刺激，皮层和皮层下各部相互关系失调或发生功能障碍所致，并不是神经性瘫痪。

【诊断要点】

1. **病史** 病人多为青壮年，女性较多见，大多具有感情反应强烈且不稳定、多幻想、以自我为中心或易受暗示等性格特征，发病前有明显精神诱因（创伤、刺激、联想等）。

2. **临床表现** 突然发病，症状奇特。出现瘫痪，可伴有精神症状（如僵尸、如癫狂、如痛症等）、感觉异常（如失明、耳聋、咽喉梗阻等），但查体时多无相应的阳性反应，血压、脉搏、体温、呼吸及化验也多正常，症状与体征不符，分散其注意力或暗示可减轻症状，而后可反复发作。

【治疗】

1. 一般措施

（1）保持安静，排除各种不良刺激。

（2）针对发病原因进行心理治疗和语言暗示治疗。

2. 基本治疗

主穴：百会、人中、内关、合谷、神门、后溪、中脘、涌泉以及瘫痪部位的相应穴位。

配穴：喉中梗阻可加天突、照海；失明可加睛明、丝竹空；耳聋可加耳门、听宫、翳风；失语可加哑门、廉泉、金津玉液；木僵、嗜睡可加大陵、涌泉；痉挛抽搐可加阳陵泉、太冲。

操作：针刺强刺激至有酸麻胀感，唤起神经兴奋，使瘫痪部位能运动。

3. **其他治疗**　电针。

用毫针针刺得气后，在肢体选取有关穴位1～2对，通直流电（40～60mA）2～3秒，每日1次（病人取卧位）。

【按语】

1. 一般来说，患病之初在人中穴进行针刺多能奏效。人中为督脉穴，督脉上循入脑，有醒脑开窍之功。涌泉以振奋肾脏之气，百会提升阳气。

2. 对本病的诊断必须准确，针刺务必得气，对有较好针感者，常可收到满意疗效。若能针对病因，合理应用心理或语言暗示疗法，则收效更好。

十、惊厥

【概述】

惊厥是一种常见的小儿疾患，以四肢抽搐、口噤不开、角弓反张和意识不清为特征，又称急惊风，俗称抽风。因其发病迅速，病情急骤，故称为急惊风。本病任何季节都可发生，一般以1～5岁的小儿多见，年龄越小，发病率越高。病情往往比较凶险，变化迅速，可威胁小儿生命，为儿科急重危症之一。

【诊断要点】

1. **病史**　小儿高热、脑炎、脑膜炎、血钙过低、脑发育不全、癫痫等疾病。

2. **临床表现**　意识突然丧失，两眼凝视、上翻或斜视，头多后仰，面肌及四肢呈强直性或阵挛性抽搐。一般经数秒至数分钟而自行缓解，亦有反复发作或持续不止的。

3. 辨证分型

（1）外感时邪：多见于冬春季节，起病急。症见发热头痛，咳嗽流涕，咽红，烦躁，继之惊厥，苔薄黄，脉浮数。

（2）暴受惊恐：面色时青时赤，偶有发热，夜卧不宁或昏睡不醒，醒后啼哭，惊惕频作，甚则惊厥，苔薄白，脉沉细。

（3）内蕴痰热：先见纳呆，呕吐，腹痛，便秘，以及痰多，继之发热神呆，迅即出现昏迷惊厥，喉间痰鸣，腹部胀满，呼吸气粗，苔厚而腻，脉弦滑。

【治疗】

1. 一般措施

（1）加强护理，严防摔伤，加置牙垫（可用清洁纱布包于压舌板上）防止咬伤舌头。

（2）清除口腔、咽喉部的分泌物、呕吐物或黏痰、异物（包括假牙等）以保持气管通畅，必要时将舌牵出（防止舌根后倒）。

（3）连续发作出现口唇青紫者应吸氧，窒息者应立即针刺人中或行人工呼吸，喉头痉挛、水肿而引起窒息者应作气管切开。

（4）退高热（详见高热昏迷节），捏脊疗法有助于退热镇惊（破伤风除外）。

2. 基本治疗

（1）外感时邪：

主穴：大椎、十二井穴、曲池、合谷、太冲。

操作：针用泻法。十二井穴三棱针点刺出血。

(2) 暴受惊恐：

主穴：前顶、印堂、神门、涌泉。

配穴：惊风不止或昏睡不醒者，加水沟。

操作：针用泻法。

(3) 内蕴痰热：

主穴：水沟、中脘、丰隆、神门、太冲、四缝。

配穴：牙关紧闭者，加颊车、合谷；腹胀便秘者，加天枢、气海、大横。

操作：针用泻法。先刺水沟，向鼻中隔斜刺，以泪出为度，合谷向两掌骨间斜刺，四缝以三棱针点刺，挤出少量黏液。

【按语】

1. 该病由外邪先伤卫气，入于太阳，干于督脑，久热伤阴，营血失养，髓海、经筋都受热毒侵侮所致。治以疏调督脉为主，佐以清热解毒、镇痉宁脑、通经活络之法，可获良效。

2. 急惊风可见于多种疾病，针灸治疗急惊风可镇惊止痉以救急，痉止之后，必须查明原因，采取相应的治疗措施。

十一、中暑

【概述】

中暑是盛夏暴发的疾病之一，多因天气炎热，人在高温环境或烈日下劳动、长途行走、曝晒时间过久，暑邪侵袭人体而猝然发病。开始时头昏头痛，疲倦少汗，继则高热、神昏、烦躁，亦可出现四肢逆冷、抽搐等危重症状。祖国医学根据本病临床表现和证候特点，分别叙述在"中暑""暑厥""暑风"等病篇中。

【诊断要点】

1. **病史** 曾受烈日曝晒或高温作业，汗出过多。

2. **临床表现** 先有头痛，头昏，胸闷，恶心，烦渴，高热，无汗，乏力，继则面色苍白，心慌气短，冷汗自出，四肢厥冷，昏迷，抽搐，脉微欲绝。

3. **辨证分型**

（1）伤暑：头晕，头痛，身热，少汗，恶心欲吐，烦渴，神疲倦怠。

（2）暑厥：壮热神昏，肌肤灼热，面红目赤，烦渴欲饮，甚则昏迷，汗出如油，气促脉微。

【治疗】

1. 一般措施

（1）及时将病人移到通风阴凉的地方，解开衣襟，让病人安卧，然后采用冷毛巾湿敷、酒精擦浴、打扇、饮冷等降温措施。

（2）抽搐者宜静脉滴注生理盐水 500~1000mL。

（3）密切观察体温、脉搏、血压、呼吸及瞳孔变化。

2. 基本治疗

（1）轻证：

取穴：①四神聪、大椎、内关；②尺泽、鱼际、太溪；③心俞、脾俞、肺俞、肾俞。

操作：每日选1组穴，轮换针刺。先泻后补，使针感尽量循经传导。10次为一个疗程。

方解：大椎是督脉与手、足三阳经之交会穴，有总调全身阳气而泻热的功能，是退热第一要穴。内关是手厥阴心包经络穴，与阴维脉脉气相通，主治胃、心、胸的疾患。

（2）重证：

取穴：①高热型：取十宣（点刺出血）、合谷（重泻）、曲池（重泻）、大椎、劳宫。昏迷取人中、素髎；高热痉挛、四肢抽搐取合谷、太冲（均泻）；腓肠肌痉挛取承山、阳陵泉。②虚脱型：取百会、关元、气海、涌泉（均灸）。

方解：百会、人中为督脉穴，督脉总督一身之阳气，其循行"入属于脑"，有清热醒神之功效。十宣为经外奇穴，位于十指尖端，为阴阳交接之处，具有调节阴阳、开窍苏厥的作用。曲池是手阳明大肠经之合穴，又是全身退热要穴之一。大肠与肺相表里，取大肠经之曲池，既可清热又可解表，使腠理开泄，给内侵之暑热湿浊之邪以出路。中暑是由暑热夹湿，郁于肌肤所致，与肺卫关系密切。取与肺经相表里的手阳明大肠经之原穴合谷，可解表清里，以散身热。

【按语】

1. 夏季暑气当令，若在高温环境中工作，应注意通风散热，降温防暑，劳逸结合。对重危病人应当采取综合治疗。

2. 密切观察病人神志、体温、脉搏、血压、呼吸、瞳孔变化，以及有汗无汗、有尿无尿、是否有面色发白等情况，严防呼吸、循环衰竭的发生。

3. 中暑重症昏迷病人，如能及时输生理盐水，矫正水电解质紊乱，加上针刺治疗，疗效大多满意。

十二、晕厥

【概述】

晕厥俗称"厥倒""昏倒"，是指因血液循环紊乱（血压降低，脉搏变慢）引起脑组织暂时性缺血缺氧所产生的急性而短暂的意识丧失。晕厥可由心血管病变等多种原因引起，并常因情绪激动、惊恐、体位变动而诱发。

【诊断要点】

1. 病因　西医认为晕厥主要是突然发生的血液循环障碍，常因情绪激动、惊恐、剧痛、闷热、疲乏、站立过久或突然起立而引起脑部一时性缺血缺氧，脑动脉一时性收缩所致。根据发病的不同原因、条件可分以下几种情况：①血管功能障碍；②体位性低血压；③心律失常；④心脏瓣膜疾患；⑤咳嗽性晕厥。

2. 临床表现　突然昏倒，不省人事，面色苍白，四肢厥冷，脉搏缓慢，肌肉松弛，瞳孔缩小，血压收缩压下降，舒张压无变化或下降，短时间内能逐渐苏醒。

3. 辨证分型

（1）气虚下陷：发病前可有头昏、眼花、气短、恶心、呕吐、汗出等症。发则突然失去知觉和行动能力，短时间内可恢复。

（2）阳气外脱：突然昏倒，不省人事，面色苍白，四肢厥冷，血压下降，脉细数，瞳孔缩小。

【治疗】

基本治疗

主穴：人中、中冲、涌泉、足三里。

配穴：合谷、少商、后溪、劳宫、内关。气虚下陷加百会、印堂；阳气外脱加气海、关元、百会。

操作：先速刺人中，再刺中冲、足三里、涌泉。一般轻快刺，手法不宜过重，苏醒即可，虚证可灸。

证治：补气活血，回阳救逆。

【按语】

1. 晕厥应与昏迷、眩晕、休克、高血压、低血糖、癫痫和癔症等鉴别，以便及时抢救治疗。

2. 因心源性疾病、脑血管意外等引起之晕厥，应同时综合治疗。

十三、急性脑血栓形成

【概述】

急性脑血栓形成，中医称为"中风"，是发生于中老年人，以突然昏仆、不省人事、口眼㖞斜、舌僵语涩、半身不遂为主症的急重病。其发病急骤，病情变化迅疾如风，故名。

现代临床上的脑出血、脑血栓形成、脑栓塞、蛛网膜下腔出血和脑血管痉挛等脑血管意外疾病，均可参考本病治疗。

【诊断要点】

1. 病史 发病者多为中老年人，既往有高血压、动脉硬化或头痛、眩晕病史。本次发病有劳累、精神紧张等诱因。若为青年患者，则多有心脏病、骨折或栓塞性脉管炎病史。

2. 辨证分型

（1）中风先兆：眩晕，心悸，肢麻，手足无力，舌强，头疼，脉弦数，血压升高。

（2）风中经络：突然发生口眼㖞斜、偏瘫、失语、肌肤不仁等，脉弦滑，血压升高或正常，但神志清醒，此为中风轻证。也可由重证救治复苏后，遗留此类症状。

（3）风中脏腑：突然昏仆、不省人事者即归于此类，属重危证，又分为闭证、脱证。①闭证：属实。可见骤然昏仆，昏迷不醒，口噤，面赤，两手握固，二便闭结，双目怒张，喉中气粗，痰涌，㖞僻，偏瘫，脉弦滑有力，舌苔厚腻，血压升高。治以醒脑开窍，息风安神。针刺以泻法为主。②脱证：属虚。可见昏不知人，目合口张，手撒，昏睡息微，二便失禁，四肢逆冷，初见两颧潮红，继则面色苍白，脉微欲绝，血压下降。治以滋阴潜阳，通经活络。

【治疗】

1. 一般措施

（1）中风病人应保持安静，卧床（或头高位），尽量避免刺激，减少搬动。

（2）对中风先兆者，应尽早使用针灸治疗，常可阻止中风发生。

（3）对昏迷者，应将头偏向一侧，清除痰涎及呕吐物，保持呼吸道通畅，必要时应输氧气。密切观察血压、脉搏、呼吸及瞳孔变化。有血压下降者，应输液并抗休克。

（4）支持疗法：鼻饲、输液、留置导尿管和抗感染。

2. 基本治疗

取穴：①人中、十二井穴、丰隆，太冲透涌泉，合谷透劳宫；②肩髃、曲池、外关、足三里、廉泉、颧髎、合谷、风府，地仓透颊车；③阳陵泉、昆仑、内庭、环跳、瞳子髎、承泣、哑门，迎香透四白；④手三里、丰隆、合谷、通里、解溪、绝骨、风市及相应夹脊穴。

操作：毫针刺法。先刺人中，向上斜刺，用泻法，以泪出为度；配十二井穴点刺出血；合谷、丰隆、太冲用泻法，留针20分钟。

突然发作时，取第一组处方，开窍息风，解神昏之急。待病人清醒之后，遗留肢体瘫痪、口眼歪斜之经络病证，则用第二、三、四组处方，双侧取穴，平补平泻。每日1次，每次1组，交换轮用。7~10次为一个疗程，休息 3～5 日，再继续治疗。治疗中同时配合按摩及锻炼。

起床时发现口眼歪斜、半身不遂，中医诊断为脑中风，其中 70% 是脑血栓。其早期病因多为脑的迷走神经痉挛，血流中断，随着时间延长，逐渐形成血栓。据此，针灸医师选用 2～2.5 寸针，在第 3 颈椎间隙前缘与环状软骨之间中点，将针刺入约 2 寸，到达迷走神经出口附近，较大角度捻针，迷走神经处酸麻胀感下传时继续捻针，不进针，抑制迷走神经兴奋。

治法：如神昏抽搐，治以醒脑开窍，安神息风；如神志清醒，则活血化瘀，解痉安神。

方解：督脉连贯脑髓，人中是督脉要穴，泻之可改善督脉气血运行，启闭开窍。肝脉上达巅顶，泻肝经原穴太冲以镇肝息风，滋阴潜阳。"荥主身热"，泻手厥阴心包经劳宫，清心火以安神。痰湿内生，咎在中焦运化输布失职，取足阳明胃经络穴丰隆，振奋脾胃气机，除浊化痰。

阳主动，肢体运动障碍，其病在阳，故本方取手、足三阳经的腧穴。阳明经多气多血，该经气血通畅，正气旺盛，则运动功能易于恢复，故三阳经中又以阳明经为主。外关为手少阳经之络穴，少阳经多气少血，故外关可疏通全身气机。阳陵泉为足少阳经合穴，亦为筋会，故可疏通经脉。昆仑为足太阳经之经穴，为经气旺盛的部位。故以上诸穴，起疏通经脉、调和气血的作用，促进康复。

【按语】

取人中、十二井穴醒脑开窍，丰隆、太冲、劳宫等祛痰热，清心火，息肝风，以救闭急；继之选后三组处方，通经脉，调气血，化痰浊，滋肝肾，活血通络，以善其后。

十四、心律失常

【概述】

本病是以心中悸动、胸闷、心慌、善惊易恐为主症的急性病，可发生于风湿性心脏病、冠状动脉粥样硬化性心脏病、肺源性心脏病、贫血、甲状腺功能亢进及心脏神经官能症等多种疾病。

【诊断要点】

1. **病因** ①心力衰竭、心肌炎、心肌梗死和风湿性心脏病、甲状腺功能亢进、大量失血、休克、急性颅内病变、神经官能症等。②毛地黄、奎尼丁、锑剂中毒，以及低钾、高钾等情况。

2. **病史** 大多数病人有前述之心脏病史，或洋地黄等用药史，或者有精神刺激、紧张等诱因，以及贫血、甲亢、感染、创伤性休克等原发病因。

3. **临床表现** 患者自觉心慌心悸、胸闷或心前区痛、气短等，心率 100 次/分以上或 60 次/分以下，有促、结、代脉，心脏听诊有心律失常。心电图检查可确诊。因其他疾病（如高血压、贫血、发热等）引起者，尚可见到相应的症状或体征。

【治疗】

1. 一般措施

（1）静卧休息，喘息者取半坐卧位，低盐饮食，必要时可输氧。

（2）避免精神刺激，积极治疗原发病。

2. 基本治疗

主穴：扶突、内关、心俞、巨阙、足三里。扶突穴用 1.5～2 寸针刺第 3 至第 4 颈椎间隙前缘达颅底迷走神经出颅部位，捻转角度大，使迷走神经兴奋，以达稳心目的。

配穴：胸闷气急可加膻中、肺俞（任取1~2穴）；阵发性房颤或期外收缩可配以阴郄透内关；心动过缓可加通里、太冲、兴奋穴（安眠穴上5分）；心动过速可加下侠白、手三里；心前区绞痛可加神堂、膻中、郄门；高血压可加曲池、风池、太冲；心衰水肿可加三焦俞、肾俞、三阴交、水分，阴陵泉透阳陵泉。

操作：针用补法或平补平泻，留针10~20分钟，间歇行针，每日1次。也可用电针。

【按语】

针刺治疗各种心律失常，可以迅速改善症状，并使病人的心律和心率及心电图趋向正常。但仍宜根据原发病因，采取针对性治疗（如治疗高血压、甲亢、贫血，抗风湿或抗休克，抗感染，纠正水、电解质紊乱）。

第二节　针刺治疗内科疾病

一、感冒

【概述】

感冒系因外感风邪，客于肺卫，以鼻塞、流涕、咳嗽、恶寒、发热、头身疼痛为主要临床表现的疾病。本病为常见的外感病，一年四季都可发生，但以冬春季发病率较高。轻者称为伤风；重者称为重伤风；若同时在某一地区内流行，"病无长少，率近相似"，则称为时行感冒。本病相当于现代医学的普通感冒或流行性感冒。

正气存内，邪不可干；邪之所凑，其气必虚。感冒往往是在正气不足的情况下，外邪乘虚侵入机体而发生；而痰热、伏火、痰湿等邪气内蕴，肺卫失于调节，亦易感受外邪而发病。本病的病因虽系风邪，但因风邪多与寒、热、暑、湿之邪夹杂为患，故秋冬多风寒，春夏多风热，长夏多暑湿。又因人体有阴阳偏盛、偏衰之别，感受同一外邪，亦有从热化、从寒化的不同，故虽同为感冒，却有不同的病理机制和临床表现。

【诊断要点】

辨证分型

（1）风寒感冒：鼻塞声重，喷嚏，流清涕，恶寒，不发热或发热不严重，无汗，周身酸痛，咳嗽，痰白质稀，舌苔薄白，脉浮紧。

（2）风热感冒：鼻塞喷嚏，流稠涕，发热或高热，微恶风，汗出口干，咽痛，咳嗽痰稠，舌苔薄黄，脉浮数。

（3）暑湿感冒：发热，汗出不解，鼻塞流浊涕，头昏重胀痛，身重倦怠，心烦口渴，胸闷欲吐，尿短赤，舌苔黄腻，脉濡数。

【治疗】

1. 基本治疗

（1）风寒束表：

主穴：列缺、迎香、支正、风门、风池、合谷。

配穴：头痛甚，加印堂、太阳；脊背酸楚甚者，可在背部膀胱经分布处用走罐法。

操作：风池穴可强刺激，达到发热、发汗的程度。

（2）风热犯肺：

主穴：尺泽、鱼际、曲池、大椎、外关。

配穴：咽喉肿痛甚者，加少商点刺出血，泻人迎；咳嗽甚者，加天突。

（3）暑湿伤表：

主穴：孔最、合谷、中脘、足三里、支沟。

配穴：恶心呕吐者，加内关。

操作：留针15～30分钟，每日1～2次。

2. **其他治疗**　耳针。

取肺、气管、内鼻、耳尖、胃、脾、三焦。每次选2～3穴，强刺激，留针10～20分钟。

【按语】

1. 针灸对本病疗效较好。

2. 预防方法：每日用手指自我按摩迎香、合谷2～3次，每次3～5分钟，以局部有酸胀感为度，亦可用艾炷灸足三里3～5壮。平时注意室内通风，坚持室外活动和体育锻炼，以增强防御外邪的能力。

二、咳嗽

【概述】

咳嗽是因邪客肺系，肺失宣肃，肺气不清所致，以咳嗽、咯痰为主要症状。"咳"指肺气上逆作声，有声无痰；"嗽"指咯吐痰液，有痰无声。有声有痰为"咳嗽"。本病有外感、内伤之分，外感咳嗽发病较急，除咳嗽主症外，常兼见表证，但若调治失当，可转为慢性咳嗽；内伤咳嗽经久难愈，感受外邪亦可急性发作。慢性咳嗽迁延日久，或年老体弱，脏气大伤，则可并发喘息，成为咳喘。

本病病因有外感、内伤两大类。外感咳嗽多为六淫外邪侵袭肺系；

内伤咳嗽为脏腑功能失调，内邪干肺。不论邪从外入或自内发，均可引起肺失宣肃，肺气上逆，作声而咳。

【诊断要点】

辨证分型

（1）风寒咳嗽：干咳，咯痰不爽，痰黏白，舌淡苔白，脉弦细。

（2）风热咳嗽：咳嗽痰黄稠，咳而不爽，口渴咽痛，身热，或见头痛，恶风有汗，苔薄黄，脉浮数。

（3）燥热伤肺：干咳少痰，咯痰不爽，鼻咽干燥，口干，舌尖红，苔薄黄少津，脉细数。

（4）痰热壅肺：咳嗽气粗，痰多黄稠，烦热口干，舌红，苔黄腻，脉滑数。

（5）肝火犯肺：气逆作咳，痰少质黏，咳嗽阵阵，面红喉干，咳时引胁作痛，舌红，苔薄黄少津，脉弦数。

（6）肺阴亏虚：干咳少痰，或痰中带血，潮热颧红，失眠盗汗，心烦，手足心热，形瘦乏力，舌红少苔，脉细数。

（7）痰湿蕴肺：咳嗽痰多，色白而黏，胸脘作闷，身重易倦，苔白腻，脉濡滑。

（8）肺气亏虚：咳声低微，咳而伴喘，咯痰清稀色白，食少，气短胸闷，神倦乏力，自汗畏寒，舌淡嫩，苔白，脉弱。

【治疗】

1. 基本治疗

（1）风寒咳嗽：

主穴：合谷、列缺、肺俞、外关。

配穴：头痛者，加风池、上星；肢体痛楚者，加昆仑、温溜。

（2）风热咳嗽：

主穴：大椎、曲池、尺泽、肺俞。

配穴：咽喉干痛者，加少商点刺出血；汗出不畅者，加合谷。

（3）燥热伤肺：

主穴：太溪、肺俞、列缺。

配穴：咳血者，加孔最、血海。

（4）痰热壅肺：

主穴：尺泽、肺俞、丰隆、列缺、曲池。

配穴：烦热日甚者，加大椎、廉泉；便秘者，加天枢、支沟。

（5）肝火犯肺：

主穴：肺俞、尺泽、阳陵泉、太冲。

配穴：咽喉干痒者，加照海；咯血者，加孔最。

（6）肺阴亏虚：

主穴：肺俞、中府、太渊、太溪、经渠。

配穴：心烦失眠者，加神门；潮热盗汗者，加膏肓；咯血者，加孔最。

（7）痰湿蕴肺：

主穴：太渊、太白、肺俞、脾俞、丰隆。

配穴：咳嗽兼喘者，加定喘穴；脘闷纳呆者，加足三里、内关。

（8）肺气亏虚：

主穴：太渊、列缺、肺俞、足三里、气海。

配穴：咳而伴喘者，加定喘穴；气短胸闷者，加内关、膻中。

2. **其他治疗** 耳针。

取肝、神门、肺、气管。针双侧，用中等刺激，留针15~20分钟，每日1次；或用王不留行籽贴压。

【按语】

1. 急、慢性咳嗽与气候、饮食、情志等有关，故宜注意保暖，忌食辛辣厚味，远烦戒怒。

2. 戒烟对本病的恢复有重要意义。

3. 针灸疗法对本病发作期或初发期疗效较满意，久病患者可配合其他疗法治疗。

三、肺痨

【概述】

肺痨系由感染"痨虫"所致的肺部慢性消耗性传染性疾患。本病具有很强的传染性，凡体质虚弱者，与本病患者接触均易感染成病，故有"尸注""传尸"等名称。此外，亦有从症状和预后而命名的，如"骨蒸"。本病以咳嗽、咯血、潮热、盗汗、消瘦等为主症。

本病的致病因素，一为感染痨虫，侵入肺脏，一为机体正气不足，抗病能力不强，两者互为因果。本病病理变化起始多为气阴亏损，病在于肺；继则阴虚火旺，肺肾同病，兼及心肝，或脾肺同病，气阴两虚；终则阴损及阳，元气耗损，阴阳亏虚。但从整个病程来看，仍以阴虚为主要病机。

现代医学的肺结核或肺外结核，凡与本病表现相似者，均可参照本节辨证论治。

【诊断要点】

辨证分型

（1）肺阴亏损：干咳，痰少黏白，或带血丝，口干咽燥，舌红，苔薄，脉细数。

(2) 阴虚火旺：咳呛气急，咯血，痰少黏白或黄，口干咽燥，午后颧红，骨蒸潮热，盗汗，舌红或绛，苔薄黄或剥脱，脉弦细数。

(3) 气阴两虚：咳嗽气短，咯痰清稀，偶有咯血，神疲乏力，自汗盗汗，或食少腹胀，便溏，舌红嫩，苔薄，脉弱而数。

(4) 阴阳两虚：咳逆喘息，痰呈泡沫状或痰中带血，形寒自汗，声嘶音哑，形体消瘦，或伴有浮肿、腹泻等，舌淡而少津，苔光剥，脉微数或虚大无力。

【治疗】

1. 基本治疗

主穴：太渊、肺俞、中府、膏肓、足三里、三阴交、太溪。

配穴：咳嗽痰多者，加尺泽；咯血者，加孔最；阴虚火旺加鱼际、孔最、阴郄；便干者，加支沟、照海；食欲不振者，加胃俞、脾俞；阴阳两虚加肾俞、关元；气喘者，加膻中。

2. 其他治疗　耳针。

取肺区敏感点、脾、肾、内分泌、神门。毫针刺，或用电针，每日 1 次；或用埋针。

【按语】

单用针灸治疗虽有一定的疗效，但如配合抗结核药物治疗，更能发挥其相辅相成的作用。本病的预后与体质强弱、病情轻重、治疗迟早，有很大关系，故《外台秘要》说："觉此候者，便宜急治。"指出了早期治疗的重要性。

四、疟疾

【概述】

疟疾是由感受疟邪所致的传染病，以寒战壮热、汗后热退、休作有时为主症，据休作时间分恶性疟、间日疟、三日疟。根据发作时的不同临床表现，又可有不同名称。发作时，寒热往来的称"正疟"，但寒不热的称"牝疟"，但热不寒的称"瘅疟"，热多寒少的称"温疟"，发于岭南、寒热不清的称"瘴疟"，疟久不愈、胁下有痞块的称"疟母"。

本病的病因是感受疟邪，凡饮食所伤、劳倦太过等，均能使机体的抗病能力下降而罹患本病。

现代医学的疟疾多属本病正疟范畴，有时也似温疟。

【诊断要点】

辨证分型

（1）邪郁少阳：寒战壮热，汗出热退，休作有时，伴有头痛面赤、恶心呕吐、口苦，苔薄白或黄腻，脉弦或弦数。

（2）暑热内郁：热多寒少或但热不寒，汗出不畅，头痛，骨节酸楚，口渴引饮，舌红，苔黄，脉弦数。

（3）暑湿内蕴：寒多热少，或但寒不热，头痛身楚，口不渴，胸胁满闷，神倦乏力，苔白滑或白腻，脉弦紧。

（4）正虚邪恋：遇劳即发，反复发作，寒热不清，胁下痞块，神倦乏力，面黄肌瘦，言微气短，自汗心悸，舌淡苔少，脉细弱。

【治疗】

1. 基本治疗

（1）邪郁少阳：

主穴：大椎、中渚、间使、后溪。

配穴：疟疾发作时，加十宣点刺出血。

（2）暑热内郁：

主穴：大椎、曲池、外关、后溪、陶道、委中。

配穴：先热后寒者，加公孙。

（3）暑湿内蕴：

主穴：大椎、至阳、足三里、脾俞、中脘、间使、气海。

配穴：脘闷纳呆、腹胀便溏者，加公孙、内关。

（4）正虚邪恋：

主穴：脾俞、章门、足三里、三阴交、太冲、陶道。

配穴：失眠者，加神门、三阴交；胁肋疼痛者，加支沟、阳陵泉。

2. **其他治疗** 耳针。

取肾上腺、皮质下、内分泌、脾、肝。取双侧，在发作前1~2小时针刺，强刺激，留针1小时；或埋针。

【按语】

针灸治疗间日疟，不仅能控制症状，而且能使疟原虫检查结果转阴。但恶性疟疾病情危重者，应采取综合治疗措施。

五、呕吐

【概述】

呕吐系因胃失和降，胃气上逆，而出现以胃内容物从口吐出为主要临床表现的病症，可见于多种急、慢性疾病之中。古人称有声无物为"呕"，有物无声为"吐"。因临床"呕"与"吐"并见，故统称为"呕吐"。

胃主受纳和腐熟水谷，其气主降，以下行为顺，凡外感、内伤之邪侵犯胃腑，胃失和降，气逆而上，则发呕吐。正如《圣济总录·呕吐》所说："呕吐者，胃气上而不下也。"

呕吐见于现代医学的多种疾病中，其中以胃肠道疾患最为常见，如急性胃肠炎、贲门痉挛、幽门痉挛或梗阻、慢性胃炎、胃黏膜脱垂、食管癌、十二指肠淤滞症等。其他如神经性呕吐、内耳眩晕性呕吐，以及颅脑病变所致的呕吐，均可参照本节辨证施治。

【诊断要点】

辨证分型

（1）寒邪犯胃：呕吐食物残渣，呕吐如喷，胸脘满闷，可伴有恶寒发热、头身疼痛，苔白腻，脉浮滑。

（2）食滞胃肠：呕吐酸腐食物，吐出为快，大便秘结或秽臭不爽，嗳气厌食，脘痞腹胀，苔厚腻或垢，脉滑或沉实。

（3）痰饮停胃：呕吐清水痰涎，脘闷痞满，口干不欲饮，饮水则吐，或头眩心悸，苔白滑或腻，脉弦滑。

（4）肝气犯胃：呕吐泛酸，口苦嗳气，胸胁烦闷不适、嘈杂，舌边红，苔薄腻或微黄，脉弦。

（5）脾胃虚寒：呕吐反复，迁延日久，劳累过度或饮食不慎即发，神疲倦怠，胃脘隐痛，喜暖喜按，畏寒肢冷，面色㿠白，舌淡或胖，苔薄白，脉弱。

（6）胃阴亏虚：干呕，呕吐少量食物黏液，反复发作，胃脘嘈杂，饥不欲食，口燥咽干，大便干结，舌红少津，脉细数。

【治疗】

1. 基本治疗

（1）寒邪犯胃：

主穴：中脘、足三里、内关、合谷、风池。

配穴：干呕者，加间使；呕吐黄水者，加丘墟。

（2）食滞胃肠：

主穴：下脘、璇玑、足三里、腹结、内关、内庭。

配穴：腹胀者，加气海。

（3）痰饮停胃：

主穴：章门、公孙、中脘、丰隆、内关。

配穴：肠鸣者，加脾俞、大肠俞；心悸者，加神门。

（4）肝气犯胃：

主穴：上脘、阳陵泉、太冲、梁丘、神门。

配穴：泛酸干呕者，加内关、公孙。

（5）脾胃虚寒：

主穴：中脘、内关、足三里、脾俞、胃俞、章门、关元。

配穴：腹痛者，加天枢。

（6）胃阴亏虚：

主穴：脾俞、胃俞、血海、三阴交、足三里、内关。

配穴：胃中灼热者，加太溪；干呕甚者，加公孙。

2. **其他治疗** 耳针。

取胃、肝、交感、皮质下、神门。每次取2～3穴，留针20～30分钟，每日1次；或埋针。

【按语】

针灸治疗呕吐疗效确切，但上消化道严重梗阻、癌肿引起的呕吐以及脑源性呕吐，有时针灸只能作对症处理，应重视原发病的治疗。

六、胃脘痛

【概述】

胃脘痛系因胃气郁滞，气血不畅，或胃腑失于温煦及滋养所致，临床以上腹部近心窝处经常发生疼痛为主症，又称"胃痛"，是临床常见病症。唐宋以前多称为"心痛"，但与真心痛有显著区别。

本病主要与情志不畅、饮食不节、劳累、受寒等因素有关。胃脘疼痛的原因虽各不同，但其发病机制无外乎两方面：一是气滞血瘀，所谓"不通则痛"；二是胃失温煦或濡养。

本病相当于现代医学的胃或十二指肠炎症、溃疡、痉挛等疾病。

【诊断要点】

辨证分型

（1）肝胃气滞：胃脘痞胀疼痛或攻窜胁背，嗳气频作，苔薄白，脉弦。

（2）寒邪犯胃：胃脘冷痛暴作，呕吐清水痰涎，畏寒喜暖，口不渴，苔白，脉弦紧。

（3）胃热炽盛：胃痛急迫或痞满胀痛，嘈杂吐酸，心烦，口苦或黏，舌红，苔黄或腻，脉数。

（4）食滞胃腑：胃脘胀痛，嗳腐吞酸或呕吐不消化食物，吐后痛缓，苔厚腻，脉滑或实。

（5）瘀阻胃络：胃痛较剧，痛如针刺或刀割，痛有定处而拒按，或大便色黑，舌紫黯，脉涩。

（6）胃阴亏虚：胃痛隐隐，灼热不适，嘈杂似饥，食少口干，大便干燥，舌红少津，脉细数。

（7）脾胃虚寒：胃痛绵绵，空腹为甚，得食则缓，喜热喜按，泛吐清水，神倦乏力，手足不温，大便多溏，舌淡，脉沉细。

【治疗】

1. 基本治疗

(1) 肝胃气滞：

主穴：足三里、中脘、太冲、期门。

配穴：嗳气甚者，加内关、大椎。

(2) 寒邪犯胃：

主穴：中脘、足三里、内关、公孙。

配穴：痛甚者，加梁丘。

(3) 胃热炽盛：

主穴：上脘、梁丘、行间、内庭、合谷。

配穴：口苦、舌红甚者，加少府。

(4) 食滞胃肠：

主穴：天枢、足三里、内关、内庭、下脘。

配穴：胃脘胀痛、苔厚腻者，加阴陵泉。

(5) 瘀阻胃络：

主穴：中脘、足三里、内关、膈俞、期门、公孙、三阴交。

配穴：便血者，加血海。

(6) 胃阴亏虚：

主穴：脾俞、胃俞、中脘、章门、足三里、内关、血海、三阴交。

配穴：便黑者，加隐白、膈俞。

(7) 脾胃虚寒：

主穴：脾俞、胃俞、章门、中脘、内关、公孙、关元。

配穴：心悸气短者，加内关、神门。

2. 其他治疗

(1) 耳针：取脾、胃、肝、交感、神门、皮质下。每次选用 2~3

穴，疼痛剧烈时用强刺激，疼痛缓解时用轻刺激，隔日1次或每日1次；或埋针。

（2）皮肤针：叩击脊柱两侧，重点叩打第5至第12胸椎，中度或较重度刺激。

【按语】

1. 患者应注意饮食调养，保持精神乐观，如远劳怒、戒烟酒、饮食定时、少量多餐，这对减少复发和促进康复有重要的意义。

2. 针灸治疗胃痛，具有明显的镇痛效果，如坚持治疗，亦能取得较好的远期疗效，并可促进溃疡的愈合。

第三节　针刺治疗外科疾病

一、丹毒

【概述】

丹毒是一种急性接触性感染性皮肤病，因其发病后色红如丹而名。发于头面的称"抱头火丹"，游走全身的称"赤游丹"，生于腿部的称"流火"。临床表现为皮肤红、肿、痛、热，状如云片，边缘突起，界限分明。本病因火邪侵犯血分，热邪郁于肌肤而发，或因体表失于卫固，邪毒乘隙而入，经络阻滞，气血壅遏而成。

【诊断要点】

1. **病因**　皮肤、黏膜破损，外受火毒，蕴阻肌肤而发；或素体蕴热，复感风热毒邪，与血热搏结，蕴阻肌肤，不得外泄而成。

2. **临床表现**　发于头面部，恶寒发热，皮肤焮红灼热，肿胀疼痛,甚则出现水疱,眼肿胀难睁;发于下肢,除发热等症状外,局部以焮红肿胀、灼热疼痛为主,亦可出现水疱、紫斑,甚至结毒化脓或皮肤坏死,反复发作,形成大脚风(象皮腿);发于新生儿,多见于脐周、臀、腿之间,局部红肿灼热,重者游走甚速,遍及全身,壮热烦躁。

3. **辨证分型**　根据病因分类如下。

(1) 风热毒蕴:头为诸阳之会,因风热外袭,阻于经络,化火化毒,热毒蕴阻肌肤,不得外泄而成;或因抠鼻、挖耳、头部创伤等,毒邪乘隙侵入所致。

(2) 湿热毒蕴:初因脾胃湿热蕴积,下流足胫,化为火毒;或素有湿脚气,创伤染毒而发。后期为湿热久恋,阻于经络,气滞血瘀,易于复发。

(3) 胎火蕴毒:新生儿丹毒,多因母食五辛、炙烤之物,胎火、胎毒内蕴,复因风热,毒气客于腠理,搏结于气血,蒸发于外而成;或因断脐,臀、腿等处破伤,外受毒邪而成。

【治疗】

1. **基本治疗**

取穴:曲池、大椎、足三里、合谷、血海、委中、解溪、阴陵泉、阿是穴,每次取2~4穴。

操作:针用泻法,或皮损局部点刺出血,加拔火罐。

2. **其他治疗**　耳针。

取肾上腺、神门、皮质下、枕。埋针,每日按压3~5次,3日更换1次。

【按语】

1. 注意严格消毒,防止刺伤大血管。

2. 如有全身发热症状，应先控制发热，再行治疗。

3. 如病变面积大，放血量又多，治疗间隔时间不宜太短。

4. 孕妇、体弱病人慎用此法治疗，有出血倾向或出血不易止者，不宜用此法治疗。

5. 术后病人给予包扎，并配合中药治疗。

二、胆石症

【概述】

感染、异物（蛔虫卵或蛔虫尸体等）、胆汁淤积均易促使胆固醇沉淀，而构成结石的核心。另外，营养过度、糖尿病、甲状腺功能降低、妊娠等情况下，血中胆固醇含量较高，也易形成结石。

【诊断要点】

1. **病史** 有消化不良、厌油、上腹或右胁疼痛反复发作史，痛后即出现黄疸、发热等症状。

2. **临床表现**

（1）症状：突然发生右上腹或右胁下阵发性绞痛，痛引右肩背部，并有反射性恶心呕吐，吐后疼痛不减。疼痛发生 1 小时后出现黄疸，甚至可见白色大便。

（2）体征与化验检查：①右上腹及右肋缘触压痛，若有胆囊积脓或局限性腹膜炎，可见右上腹肌紧张，触痛、反跳痛明显，吸气时胆囊区压痛，有时可触及胀大的胆囊。②体温与白细胞数在炎症期均随发热而升高。胆囊造影术或 B 超检查有肯定的诊断价值，并可提示结石的位置和大小，但急性发作期不宜做造影，B 超即可确诊。

【治疗】

1. 一般措施

（1）卧床休息，低脂饮食，有呕吐或不能进食者应补液。

（2）密切观察体温、脉搏、呼吸、血压及疼痛情况，注意病情变化。

2. 基本治疗

主穴：①右胆俞、日月、中脘；②右胆俞、期门、日月。

配穴：足三里（或胆囊穴）、阳陵泉、丘墟、太冲。绞痛加合谷；呕吐加内关；高热加曲池；黄疸加至阴。

操作：每次取一组主穴和1~2对配穴，针用泻法，留针30分钟，每3~5分钟行针1次，每日1~2次。

3. 其他治疗　耳针。

取神门、交感、肝、胰胆区、十二指肠。

【按语】

1. 对蛔虫性胆道梗阻，也可用本法进行治疗。

2. 治疗中若能根据病情配合补液，纠正水、电解质紊乱，以及抗感染、抗休克，则疗效更显著。

三、阑尾炎

【概述】

本病多因阑尾部血管痉挛，血运受阻，或因阑尾粘连、先天性曲折及粪石、蛔虫梗阻，细菌由邻近组织蔓延或经血液及淋巴液播散至该部位而引起炎症。

【诊断要点】

1. **病因** 劳累、感冒、醉酒、饱食后狂奔疾走为常见诱因。

2. **临床表现** 转移性腹痛。突然发生腹痛，初起于脐周或上腹，数小时后渐转移至右下腹。痛为持续性或阵发性，兼见恶心、呕吐、便秘或腹泻、食欲不振，体温正常或略高（很少超过39℃）。若体温骤然上升，高热，寒战，脉搏加快，常提示穿孔；若疼痛骤然自止，也提示穿孔或坏死。急性单纯性阑尾炎应是初次发病、既往无类似疼痛发作史者。

【治疗】

1. **基本治疗**

主穴：足三里（或阑尾穴）、下巨虚、右下腹阿是穴（压痛点）。

配穴：恶心呕吐，加内关、上脘；发热，加合谷、曲池；腹痛便秘，加中脘、天枢。

操作：针用泻法，留针30~60分钟，每5~10分钟行针1次，每日2~3次。也可用电针。

2. **其他治疗**

（1）灸法：用艾炷（枣核大）或艾卷（回旋灸），灸气海、阿是穴（压痛点）和阑尾穴，每穴5~10分钟。

（2）耳针：取神门、交感、阑尾或大肠、小肠之间敏感点。强刺激，留针15~30分钟；或埋针，每日按压3~5次，3日更换1次。

【按语】

治疗中应密切观察体温、血压、脉搏及疼痛的变化，若发现有穿孔、坏死或腹膜炎症及休克者，应尽早转外科手术治疗。

四、带状疱疹

【概述】

本病是由水痘-带状疱疹病毒引起的急性疱疹性皮肤病变，多发生于机体受到某种刺激（如创伤、疲劳、恶性肿瘤或病后虚弱等）抵抗力下降时，属中医"蛇缠""火丹"范畴。若病变犯及角膜者，可形成角膜溃疡，甚至引起失明，故应及时治疗。

【诊断要点】

1. **病史** 发病前局部有感觉过敏和神经痛，同时伴有轻度发热、全身不适等。

2. **临床表现** 局部出现红斑，水疱密集成群，沿所属皮肤感觉神经呈带状分布，伴有剧烈的灼痛、神经痛及感觉过敏。起病急，发展快，故不难确诊。

【治疗】

1. **基本治疗**

主穴：通常是远端取穴、循经取穴与局部选用阿是穴相结合。①远端取穴：大椎、曲池、合谷、三阴交、相应神经节段夹脊穴。②邻近循经取穴：病损在额部及眼裂以上区域者，取头维、阳白、太阳、上星、攒竹；病损在面颊部者，取太阳、四白、睛明、下关、颧髎、翳风；病损在下颌部者，取地仓、颊车、大迎、翳风；病损在躯干部者，取相应神经节段之背俞穴或夹脊穴；病损在腋下者，取肩贞、极泉、地五会；发生于下肢、上肢、肩、臀部者，均取阿是穴，配足三里及远端诸穴。

操作：先取远端穴 2~4 个，针用泻法，留针 15~20 分钟，也可用电针；再取局部皮损周围阿是穴4~5个，将针斜行刺入，直指病变中心之皮下，针用泻法，留针15~20分钟，也可用电针。每日针1~2次。

2. 其他治疗

（1）梅花针：病变局部常规消毒后，用梅花针叩刺疱疹及周边皮肤，以刺破疱疹，疱内液体流出，周边皮肤变赤为度，每日1~2次。重症者兼刺相应神经节段夹脊穴，并佐以龙胆泻肝丸口服。

（2）灸法：①艾炷灸法：以艾炷（黄豆大）同时灸蛇缠之头（扩大部）、眼（扩大部中心）、尾（细小部末梢），疾吹其火，待艾炷燃尽，更换新炷，点火再灸，共3~5壮，每日1次。②棉花灸法：将棉花撕成半透明状之薄絮，盖于疱疹上（全部覆盖），然后用火柴点燃，令其迅速燃尽，每日可灸2~3次。③围灸法：用艾条灸患处及周围30~40分钟，务必使皮肤潮红（即灸透），同时针肺俞、心俞，针用泻法，不灸，每日1次。

【按语】

1. 疱疹破损者，应涂龙胆紫，保护创面，防止继发感染。
2. 症状控制后，仍宜再针2~4次，并佐以龙胆泻肝丸，以巩固疗效。

第四节　针刺治疗妇科疾病

一、痛经

【概述】

痛经是以月经期及行经前后下腹疼痛为主症的常见妇科病。急性疼痛严重者伴有恶心、呕吐等，此时应与急腹症相鉴别。本病有原发和继发之分，前者又称功能性痛经，是指生殖器官无器质性病变者，后者多由各种盆腔器质性病变所引起。

【诊断要点】

1. 病史　有痛经史，本次发作正值经期。

2. 临床表现　经期腹痛，或坠或胀，但无腹肌紧张及触痛、反跳痛，体温、血压、脉搏、呼吸基本正常。

3. 辨证分型

（1）气血瘀滞：多因情志不舒，肝气郁结，气机不畅，血不能随气流通，经血滞于胞宫而作痛。

（2）寒湿凝滞：久居潮湿之地，或经期冒雨涉水，或过食生冷，寒湿之邪客于胞宫，血得寒则凝，经行不畅而作痛。

（3）肝郁湿热：素性抑郁或恚怒伤肝，肝气郁结，更合经行、产后，摄生不慎，或洗涤不洁，不禁房事，湿热之邪内犯胞中，稽留于冲任，肝气与湿热搏结于胞脉，发为痛经。

（4）气血亏虚：素体虚弱，或脾胃素弱，生化乏源，或大病、久病伤耗气血，精血不足，胞脉失养而作痛；或体虚阳气不振，血失温运，胞宫阳虚寒凝，经水滞行而作痛。

【治疗】

1. 基本治疗

主穴：关元、中极、合谷、足三里、三阴交。

配穴：胁痛、乳胀者可加太冲（或行间）、期门；形寒肢冷、遇冷痛甚者可加气海、命门、肾俞、天枢；少腹胀痛、血中有瘀块者可加血海、归来。

操作：针用泻法，三阴交向斜上方斜刺，使有温热感传到腹部，留针 20～30 分钟。形寒气虚者针灸并用。每日 1 次，也可用电针。间歇期治疗宜在经前一星期开始针刺，隔日 1 次。

2. 其他治疗

（1）耳针：取卵巢过敏点、子宫、神门、内分泌。

（2）灸法：取关元、中极、曲骨、足三里、命门、肾俞。用艾条，每次取 1～3 穴，每穴灸 10～20 分钟。

【按语】

针灸治疗本病，病程越短者疗效越好。若是因贫血、子宫位置不正或盆腔与附件炎症而引起的痛经，针灸虽可止痛，但疗效不稳定，必须同时治疗原发病，才能收到较好疗效。

二、胎位不正

【概述】

胎位不正主要见于多产或虚弱腹肌松弛者，妊娠 28 周后，胎儿在宫体内仍处于臀位、横位、斜位等异常位置，如不及时复位，临产可能发生难产。

【诊断要点】

1. 病史　孕妇孕期已过 28 周，有多孕、多产史，或腹肌薄弱松弛。

2. 临床表现　孕妇无自觉症状，但产前检查发现胎儿非枕前位。

3. 辨证分型　根据病因分类如下。

（1）气血虚弱：素体气血虚弱，或脾虚化源不足，或久病、大病损耗气血，胎儿不能正常转动，则胎位异常。

（2）气机郁滞：嗜食肥甘，营养过剩，胎体过大，或情志不舒，忧思气结,均可导致气机不顺,胎体不能应时转位,造成胎位不正。

【治疗】

1. **一般措施** 每日早晨起床、晚上睡前各做膝胸卧位30分钟。

2. **基本治疗**

主穴:至阴(双侧)、少商、尺泽、隐白、三阴交。

操作:针用补法或平补平泻,得气后加电针或留针30分钟,每日1次。

3. **其他治疗** 灸法。

用艾条灸至阴穴(双侧),每穴灸15分钟,每日1次,至矫正为止。

【按语】

1. 针灸转胎效果佳。

2. 骨盆狭窄、子宫畸形、子宫肿瘤或胎儿本身因素等引起的胎位不正,应首先治疗原发病,否则延误产期,后果严重。

三、滞产

【概述】

滞产是由于产妇精神紧张、体力耗竭或宫缩乏力,致使产程发动后,胎儿娩出中途停滞,使第一产程延长超过24小时者。此外,用力不当、宫颈扩张缓慢、腹肌乏力等也可引起滞产,但不包括产道异常者。

【诊断要点】

1. **病因** 除外骨盆狭窄、产道异常及胎位不正或畸胎等。

2. **临床表现** 产程已发动,出现子宫阵缩乏力、间歇延长,产妇虚脱力竭,胎儿宫内窘迫状态,第1产程超过24小时。

3. **辨证分型** 根据病因分类如下。

（1）气血虚弱：体质素弱，正气不足，或产时用力过早，以致产时疲乏力弱；或平时不慎房事，耗散精气；或临产胞水早破，浆液干枯。凡此种种，均可引起滞产。

（2）气滞血瘀：临产心怀忧惧，过度紧张，以致气郁血瘀；或因妊娠期久坐久卧，气不运行，血不流通，则胎体沉滞；或产时气候寒冷，感受寒邪，血寒凝滞，气机不宣，造成滞产。

【治疗】

1. 基本治疗

取穴：合谷、三阴交、太冲、昆仑、至阴、秩边。

操作：补合谷，泻三阴交，灸至阴。效果不著时可加其他穴位，针用泻法，间歇行针，至分娩为止。也可灸合谷、足三里、三阴交、至阴、次髎、至阴，至胎儿娩下为止。

2. 其他治疗 耳针。

取子宫、神门、交感、皮质下、肾、腰骶椎。强刺激，留针15～30分钟；或埋针，每日按压3～5次，3日更换1次。

【按语】

1. 针灸对产力异常的滞产有效。

2. 妇女在妊娠期，尤其是妊娠后期，应注意饮食、劳逸、情志的调适。

3. 按期做产前检查，排除器质性原因。

四、产后乳汁不足

【概述】

乳少系因气血不足，不能生乳，或肝郁气滞，乳脉壅塞，导致哺乳期乳汁甚少或全无，亦称产后乳汁不行、缺乳、无乳。哺乳中期（月经复潮后）乳汁减少，属正常现象。因产妇不按时哺乳，或不适当休息而致乳汁不足，经纠正不良习惯，乳汁自然充足者，亦不能作病态论。

【诊断要点】

1. **临床表现** 诊断产后缺乳，主要依据是产后乳汁分泌甚少，不能满足婴儿需要。

2. **辨证分型** 应根据产妇体质和兼症分清虚实，以便施治。临床分类如下。

（1）虚证：因气血虚弱而见乳少，面色苍白，唇淡无华，气短神疲，纳少，便溏，舌淡，脉虚细。

（2）实证：因肝郁气滞，乳汁不行而见乳房胀痛，抑郁烦躁，胁胀胸满，纳减，胃胀，苔薄，脉弦。

【治疗】

1. **一般措施**

（1）加强营养，多进流质食物（猪蹄汤、鱼汤等）或营养丰富之食品，保证充足休息。

（2）避免生气或其他精神刺激，若哺乳方法不当，应及时纠正。

2. **基本治疗**

主穴：膻中、乳根、少泽、乳泉（在腋横纹前端，极泉穴前5分处）。

配穴：气血虚弱可加足三里；纳少便溏可加脾俞、中脘、足三里；失血过多可加肝俞、膈俞；肝郁气滞可加期门、太冲、内关。

操作：针用平补平泻，膻中向乳房横刺，推针缓进，少泽向上斜刺，余穴位常规针刺，留针30分钟。也可用电针，每日1次。

3. 其他治疗　耳针。

取胸区、内分泌、肝、肾。强刺激，留针 15～30 分钟；或埋针，每日按压 3～5 次，3 日更换 1 次。

【按语】

1. 婴儿的营养供给以母乳为最佳，而最佳营养供给是优育的重要保证，故积极防治乳少至关重要。

2. 针灸治疗乳少有较好的疗效，但治疗时应首先注意乳母营养供应充足，进行适度的调养，并纠正不当的哺乳方法。

3. 对乳汁排出不畅或有乳房胀满者，应及早挤乳，促其排出，否则易发生乳痈。

第五节　针刺治疗儿科疾病

一、厌食

【概述】

厌食系指小儿较长时间食欲不振，属于中医学"恶食""不嗜食"的范畴。小儿厌食的原因很多，可以由消化系统疾病如胃肠炎、肝炎、便秘和全身性疾病如贫血、结核病、锌缺乏、维生素 A 或维生素 D 中毒，以及服用可致恶心呕吐的药物等引起。家长喂养不当，对小儿进食过度关心，以致打乱了其进食习惯，或小儿好零食、偏食、喜香甜食物、盛夏过食冷饮，或小儿过度紧张、恐惧、忧伤等，均可引起厌食。盛夏季节小儿不适应也是原因之一。

中医学认为本病是由于小儿脏腑娇嫩，脾常不足，或饮食不调，或病后失养,导致脾胃功能受损,受纳运化功能失常。

【诊断要点】

1. **病史** 喂养不当、小儿偏食、精神紧张等。

2. **临床表现** 长期食欲不振,食欲下降甚至拒食,形体偏瘦,面色少华,但精神尚好。病程日久,则形体瘦弱,体重减轻,精神疲惫,抗病能力差。

3. **辨证分型**

(1) 脾胃气虚:面色萎黄,神疲乏力,大便多不成形或夹有不消化食物,舌淡,苔薄白,脉弱无力。

(2) 脾胃不和:面色少华,大便偏干,苔、脉无特殊改变。

(3) 胃阴不足:面色萎黄,口干,多饮甚至每食必饮,烦热不安,便干溲赤,舌红,苔净或花剥,脉细无力。

(4) 肝旺脾虚:好动多啼,性躁易怒,睡眠中咬齿磨牙,便溏溲少,舌光,苔净,脉弦细。

【治疗】

1. **基本治疗**

主穴:中脘、建里、梁门、足三里。

配穴:脾胃虚弱加脾俞、胃俞;脾胃不和加内关、公孙;胃阴不足加三阴交、内庭;肝旺脾虚加太冲、太白。

操作:背俞穴不宜直刺、深刺,灸法较为适宜;其余诸穴均常规操作。

2. **其他治疗** 耳针。

取胃、脾、大肠、小肠、神门、皮质下。强刺激,留针15~30分钟;或埋针,每日按压3~5次,3日更换1次。

【按语】

1. 针灸治疗小儿厌食效果满意。但应当积极寻找引起厌食的病因，采取相应措施。

2. 纠正不良的饮食习惯，保持良好的生活规律，有助于纠正厌食。

二、新生儿窒息

【概述】

本症是由于产程过长、胎盘早剥、脐带受压，或阴道分泌物、羊水吸入引起呼吸道阻塞，以致胎儿娩出后呼吸困难甚至停止，必须及时抢救。分娩过程中吗啡使用不当，或手术引起脑损伤，或生后继发肺炎，也可出现窒息。

【诊断要点】

1. **病因** 结合产程长短、分娩经过、有无产伤及胎儿有无畸形，必要时做X线检查，观察其有无肺部感染（肺炎）及心、肺先天畸形等，以确定原发病因。

2. **临床表现**

（1）轻度窒息（青紫窒息）：胎儿皮肤呈青紫或紫红色，口鼻周围呈灰色，偶有喘息1~2次，喉部有气过水声，瞳孔缩小，脉搏快而有力，肌张力好。

（2）重度窒息（苍白窒息）：四肢厥冷，皮肤呈苍白或灰蜡色，呼吸停止，瞳孔散大，脉搏微弱，甚则触不到，肌张力消失，心跳微弱。

【治疗】

1. **一般措施** 清理口腔及呼吸道阻塞物。

2. 基本治疗

取穴：人中、素髎、十宣、百会。

操作：针用泻法，留针15～30分钟，间歇行针。十宣用急刺法，不留针，百会用艾灸（距离穴位2～5cm）直至患儿啼哭或呼吸恢复为止。

【按语】

抢救的同时，要积极找出原发病因。

三、小儿腹股沟疝

【概述】

本病是由于小儿腹肌瘦弱，小肠经腹股沟突入阴囊，同时伴急性腹痛。若不及时救治，可因嵌顿时间过长引起肠襻坏死，须及时处理。

【诊断要点】

1. 病史　既往有阴囊肿大、平卧后即回缩病史。

2. 临床表现　阵发性剧烈腹绞痛，查体可见阴囊肿大、软，透光试验阴性（若为阳性则为鞘膜积液）。

【治疗】

1. 一般措施　平卧床上，安静休息，试用手法按摩还纳。

2. 基本治疗

（1）嵌顿时：

取穴：大敦（患侧）、归来（患侧）、关元（灸）。

操作：平补平泻，留针，加艾条灸，直至嵌顿物回缩为止。

（2）非嵌顿时：

取穴：疝气穴（拇指顶住小儿少腹下坠处向上推，以突出的最高处为穴）。

操作：先用艾条在疝气穴做瘢痕灸（米粒大，2壮），然后用1寸针在灸点附近向患侧腹股沟斜上方刺7～8分，不运针，即退针，贴无菌敷料，每日换1次。

【按语】

1. 针灸治疗本病必须早期施治，若有肠坏死症状者，宜速转外科治疗。

2. 有咳嗽、便秘者应同时治疗，以增强疗效。

四、小儿脑性瘫痪

【概述】

小儿脑性瘫痪简称"脑瘫"，是指小儿由多种原因（如感染、缺血缺氧、外伤等）引起的脑损伤，造成脑实质损害，出现非进行性中枢性运动功能障碍。肢体瘫痪、手足不自主徐动、智力差、语言不清为本病的主要临床症状。中医虽无"脑性瘫痪"之名，但相当于本病的有关描述记载不少，它可归属于中医的"五迟""五软""痿病"等范畴。

本病多因先天胎禀不足，肝肾亏损，后天失养，气血虚弱所致。

【诊断要点】

1. 病因

（1）先天不足：父母体质素虚，精血不足，或母体疾病缠绵而致胎元失养，使胎儿先天禀赋不足，小儿出生后肝肾亏损，气血虚衰而成脑瘫。

（2）后天失养：分娩难产、窒息缺氧、颅脑损伤或疾病缠绵、治疗不当均可损伤心脾，致气血虚弱而发病。

2. 辨证分型

（1）肝肾不足：单瘫、偏瘫或全瘫、硬瘫，智力低下，生长发育迟缓，筋脉拘急，屈伸不利，急躁易怒或多动秽语，舌红，脉弦或弦细。

（2）脾胃虚弱：四肢痿弱，手不能举，足不能立，咀嚼乏力，口开不合，舌伸外出，涎流不禁，面色萎黄，神情呆滞，反应迟钝，少气懒言，肌肉消瘦，四肢不温，舌淡，脉沉细。

【治疗】

1. 基本治疗

主穴：百会、四神聪、足三里、三阴交。

配穴：肝肾不足加肝俞、肾俞；脾胃虚弱加曲池、外关、合谷、中脘、关元；上肢瘫者，加曲池、手三里、外关、合谷、后溪；下肢瘫者，加环跳、阳陵泉、委中、太冲。

操作：针用平补平泻法，留针 15～30 分钟，每周 2～3 次。

2. 其他治疗　耳针。

主穴：交感、神门、脑干、皮质下、心、肝、肾、肾上腺、小肠、胃。

配穴：上肢瘫痪加肩、肘、腕；下肢瘫痪加髋、膝、踝。

操作：用王不留行籽贴压，每日按压刺激 2～3 次，每次只贴一侧耳郭，两耳交替贴压，隔日 1 次。

【按语】

本病应及早治疗，并配合语言、肢体功能锻炼，可提高疗效。

第六节 针刺治疗五官科疾病

一、睑腺炎

【概述】

睑腺炎是胞睑边缘生小硬结,红肿疼痛,形似麦粒,易于溃脓之眼病,又名麦粒肿、针眼、偷针。多生于一眼,且有惯发性,患者以青少年较多见。

【诊断要点】

1. **病史** 素体虚弱或有不良卫生习惯者常易得病。亦有因风热外袭,或热毒炽盛,壅阻于胞睑,或脾虚湿热上攻于目而发本病者。

2. **临床表现** 针眼初起,痒痛微作,局部硬结微红肿,触痛明显,或伴有头痛发热、全身不适。

3. **辨证分型** 根据病因分类如下。

(1) 风热外袭:风为阳邪,热属火性,风热之邪客于胞睑,火烁津液,变生疖肿。

(2) 热毒炽盛:过食辛辣炙烤之物,脾胃积热,或心肝之火循经上炎,热毒结聚于胞睑,营卫失调,局部酿脓。

(3) 脾虚湿热:脾气虚弱,健运无权,湿浊化热,气血不和,反复为患。

【治疗】

1. **基本治疗**

主穴:①风热外袭:合谷、天井、风池、少泽;②热毒炽盛:曲池、内庭、行间、支沟、少冲；③脾虚湿热：阴陵泉、曲池、足三里、大横。

配穴：头痛重者，加太阳。睑腺炎若在上睑内眦部，加睛明、攒竹；在外眦部，加瞳子髎、丝竹空；在两眦之间，加鱼腰；在下睑者，加承泣、四白。

2. **其他治疗** 耳针。

取眼、肝、脾、耳尖。强刺激，留针 20 分钟，留针期间运针 2 次，每日 1 次。亦可耳尖、耳背小静脉刺络出血。屡发者可用王不留行籽贴压。

【按语】

1. 睑腺炎初起至酿脓之后，患处切忌挤压以免脓毒扩散，变生他症。

2. 平素应注意眼部卫生，增强体质，防止发病。

二、青盲

【概述】

青盲是指患眼外观无异常而视力逐渐下降，以致失明的眼病。多由"视瞻昏渺""高风雀目"等瞳神疾病日久失治演变而来，亦可由温热病、头眼部外伤引起，为致盲率较高的一种眼病。

本病相当于现代医学的视神经萎缩。凡原发性视神经萎缩和视神经乳头炎、视网膜色素变性、青光眼等眼底病后期所发的视神经萎缩，均可参照本节治疗。

【诊断要点】

1. **病史** 本病多因肝气郁滞，或肝肾阴虚，或气血两虚，以致神光耗散，视力缓降。

2. **临床表现**　双眼先后或同时发病，视物模糊，眼前阴影，中央有大片遮挡，日渐加重。

3. **辨证分型**　根据病因分类如下。

（1）肝郁气滞：凡事不遂意，抑郁好怒，怒则气上，肝气不舒，致神光不得发越。

（2）肝肾阴虚：久病、过劳或禀赋不足，精血虚少，不能荣目，以致目窍密闭，神光遂没。

（3）气血两虚：久病或产后气血亏虚，目窍失养，神光耗尽。

【治疗】

1. **基本治疗**

主穴：承泣、睛明、球后。

配穴：肝郁气滞者，加风池、太冲、期门、合谷；肝肾阴虚者，加肝俞、肾俞、光明、太溪、照海、行间；气血两虚者，加心俞、膈俞、脾俞、足三里。

操作：肝郁气滞针用泻法，余证型均针用补法，眼周穴位睛明、球后用压针缓进法，微捻针，不提插，留针20分钟，每日1次。

2. **其他治疗**　耳针。

取肝、肾、皮质下、枕。强刺激，留针15~30分钟；或埋针，每日按压3~5次，3日更换1次。

【按语】

1. 青盲至今尚无满意的疗法。针灸有一定近期疗效，可延缓病情发展和促进恢复。

2. 慎起居，戒恼怒，不过劳，可延缓致盲。

三、角膜炎

【概述】

本病是由细菌、病毒感染或致敏物质刺激而引起的角膜急性炎症，沙眼或麦穗、树枝擦伤为常见诱因。起病甚急，严重者可导致角膜溃疡和瘢痕，造成视力障碍。本病类似于中医之"混睛障"。

【诊断要点】

1. **病史** 有眼部外伤史或沙眼病史，起病急，以眼部症状为主。

2. **临床表现**

(1) 突然发生视力模糊、眼痛或有异物感、流泪畏光、眼睑痉挛等。

(2) 体征：初病时角膜有灰白色点状、片状或树枝状浸润，继而可见溃疡及角膜周围血管充血，2%荧光素滴眼可显示角膜瘢痕，严重病例可合并虹膜炎。

【治疗】

1. **一般措施**

(1) 安静休息，避免强光刺激，必要时用无菌敷料护盖，忌辛辣刺激品。

(2) 局部热敷，用抗生素眼药水滴眼。

2. **基本治疗**

主穴：睛明、攒竹、阳白、丝竹空、瞳子髎、四白、太阳、鱼腰。

配穴：合谷、风池、足三里、肝俞、肺俞、光明、三阴交。

操作：每天取主穴2~3个，配穴1个，针用泻法，留针15~30分钟，每日1次。

3. 其他治疗 耳针。

取耳垂中心敏感点、眼、目1、目2、肝。强刺激，留针30~60分钟；或埋针，每日按压3~5次，3日更换1次。

【按语】

针灸治疗本病必须尽早，同时应注意眼外伤或角膜软化以及全身症状之治疗，必要时可用抗生素，以控制病情之发展。

四、急性扁桃体炎

【概述】

本病是由细菌、病毒感染而引起的扁桃体的急性炎症，临床上常以高热、咽痛为主症，好发于冬春季，借飞沫传染，多见于儿童，青年次之，属中医"乳蛾"的范畴。

【诊断要点】

1. **病史** 冬春季，青少年，有本病接触史。

2. **临床表现**

（1）症状：发病急骤，畏寒，寒战，继之高热，头痛，全身不适，咽痛，咽部有梗阻感，吞咽时疼痛加剧，严重者呼吸不畅，声嘶，甚至高热惊厥。

（2）体征：检查可发现发热，扁桃体充血、肿大，或有脓点、伪膜（易擦去），不出血（可与白喉鉴别），颌下淋巴结肿大、压痛等。

【治疗】

1. **基本治疗**

主穴：少商、商阳（点刺放血）、天容、天柱、尺泽、合谷、东风（又称扁桃体穴，在下颌下1寸处）、平桃（廉泉上0.5寸，旁开1

寸)、喉开(角孙、颅息连线上,后 1/3 处)、鱼际、郄门等。

配穴:高热可加大椎、陶道、内庭、曲池;慢性急发者可加太溪、照海。

操作:每取主穴 2~3 个,配穴 1~2 个,针用泻法,留针 20~30 分钟,每日 1 次,重者可每日 2 次。

2. 其他治疗　耳针。

取耳尖(放血)、耳背静脉(点刺放血)、咽喉反应区、扁桃体反应区、耳上三穴(上穴在对耳屏外上方凹陷处,下穴在耳垂前面正中,中穴在上、下穴之间)。除放血点外,均用强刺激,留针 30~60 分钟,每日 1 次,每次刺 1~3 穴;也可埋针。

【按语】

1. 对于化脓性扁桃体炎,有全身感染中毒症状者,必须配合抗生素,尽快控制感染,以策安全。

2. 本病急性期应与白喉相鉴别。

五、牙痛

【概述】

牙痛为口腔科常见病,可由龋齿、牙髓炎、冠周炎等多种疾病引起。发作时疼痛剧烈,并因冷、热、酸、甜等刺激而加剧。中医对牙痛有风火、胃火及虚火之分。

【诊断要点】

辨证分型

(1) 风火牙痛:牙痛,龈肿,身热恶寒,舌苔薄白,脉浮数。

(2) 胃火牙痛:牙痛甚剧,口臭,烦渴,便干,溲赤,舌苔黄,脉弦。

(3) 虚火牙痛：牙痛隐隐不断，时作时止，牙齿浮动，口不臭，舌尖红，脉细数。

【治疗】

1. 基本治疗

主穴：合谷、下关、颊车、昆仑、地仓、大迎、翳风。

配穴：风火牙痛可配外关、风池；胃火牙痛可配内庭、劳宫；虚火牙痛可配太溪、行间；龋齿痛可加二间、阳谷；龈肿可加角孙、小海；头痛可加太阳、头维；上前牙痛可加四白、颧髎。

操作：每取主穴2~4个，配穴1~2个，针用泻法（虚火用平补平泻），留针30~60分钟，每5分钟行针一次。也可用电针，每日1次。

2. 其他治疗　耳针。

取上颌、下颌、屏尖、神门。强刺激，留针15~30分钟；或埋针，每日按压3~5次，3日更换1次。

【按语】

对于智齿冠周炎或牙髓炎严重者，针刺止痛效果稍差，此时应配合抗感染治疗和局部换药（脓肿切开等），才能收到较好的止痛效果。

六、急性中耳炎

【概述】

本病是由于鼻、咽部感染扩散而引起的咽鼓管、鼓室、鼓膜和乳突小房等部位的急性炎症。临床上以急性耳内疼痛、听力减退为主要特征，严重者有发热及眩晕等症状，后期有耳内溢脓，久之可导致听力下降或耳聋。

【诊断要点】

1. **病史** 发病前有急性鼻咽部感染，或猛力擤鼻，或有传染性热病。

2. **临床表现**

（1）症状：耳内剧痛，呈转动性钝痛、刺痛、撕裂痛，常放散至患侧头部，咳嗽、吞咽时疼痛加剧，伴有发热，听力减退，耳内闭塞感，严重者有乳突触痛（乳突炎），甚至眩晕、眼球震颤（内耳发炎）。鼓膜穿孔后则有脓液流出。

（2）体征：听力下降，体温升高，鼓膜充血、红肿、隆起甚至穿孔，血常规可见白细胞总数升高，中性粒细胞数升高。

【治疗】

1. **基本治疗**

主穴：听宫、听会、翳风、风池、耳门（均患侧）。

配穴：发热可加曲池、合谷；耳鸣可加太溪、丘墟；耳痛可加外关、足临泣；纳呆可加足三里；眩晕可加内关、太冲。

操作：针用泻法，留针30分钟，每日1次。

2. **其他治疗** 艾灸。

取翳风（患侧）。以艾条悬灸（距离1寸），至局部皮肤红润、有灼热感即止，约1分钟左右。若已化脓，施灸前应用消毒棉签拭清外耳道脓液，并以双氧水洗后擦干，然后再灸（对慢性者亦如此）。

【按语】

针灸对化脓性、卡他性、急性或慢性中耳炎均有效。但临床应注意原发病的治疗，若化脓性炎症已扩散至颅内，应按化脓性脑膜炎治疗。

第四章 针刺养生保健

第一节 古代文献中关于针刺保健的记载

保健针法是指无病之人用针刺养生保健,以增强人体的抵抗力,从而防止疾病发生的方法,古代称为"逆针"。明代医家高武在《针灸聚英》卷二中说:"无病而先针灸曰逆。逆,未至而迎之也。"就是说,未得病之前先进行针灸叫做"逆"。

保健针法多使用毫针,《素问·针解》说:"七针益精。"七针是指九针中的第七种针,也就是毫针,它是九针中圆细者,针刺对人体损伤较小,而具有补益精气、调和阴阳的作用,故可用于养生保健。受生产水平所限,古代制出的毫针比现代之毫针要粗大,再加上受文化水平的限制,古代掌握针刺技术比较困难,故不像灸法那样普及。但在古书中也有一些针刺保健的记载,今摘要介绍如下。

(一) 膏肓、百劳、气海、丹田、委中

《行针指要歌》云:"或针劳,须向膏肓及百劳,或针虚,气海、丹田、委中奇。"就是说,虚劳诸损之人,可针刺膏肓、百劳;而体虚之人,为增强体质,防止疾病的发生,可针刺气海、丹田(即关元)、

委中三穴。膏肓为人身四大补穴之一，为强壮保健常用穴位；气海亦为四大补穴之一，针刺可防治先天不足、脏气衰弱、身体瘦弱、疲乏无力等，使人气血充盛，百病不生，延年益寿，故《针灸大成》云："气海……主脏虚气惫，真气不足……肌体羸瘦，四肢力弱。"

（二）足三里、三阴交

《马丹阳十二穴歌》云："（三里）……年过三旬后，针灸眼便宽，取穴当审的，八分三壮安。"意思是三十岁以上的人，针刺（或灸）足三里穴，可以保持眼睛明亮，防止眼花目昏，针刺时进针八分左右（若灸，可用艾炷灸三壮），可使人健康平安。

《针灸要诀与按摩十法》云："针腿上两三里及两三阴交，均用平补平泻手法，针后各灸七壮，当有验。三弟照法针灸，自去至回，两腿不困。"近代证明，针刺足三里等穴可提高运动员的运动能力，很快消除疲劳，恢复精力。

（三）中脘、天枢等穴

《针灸要诀与按摩十法》云："无病而针灸腹上之上、中、下三脘，以及天枢、章门等穴，则食量顿增，吃饭时多加一碗或半碗不等，虽蔬食菜羹，欲食不厌。"并举例说："丙寅二月村人有请午饭者……内有村校教员某，戏谓余云：'吾不能食已八九日，未知针灸后，能多吃饭否？'余应之曰：'能。'即令仰卧炕上，针泻中脘一穴，灸五壮，灸后某则起坐云：'腹中已饥。'午饭时食量顿增，无异他人。盖无病针灸胃脘，能增食量，村人皆信，试者颇多。"

《标幽赋》云："虚损天枢而可取。"意谓身体虚弱之人，针天枢穴可以增强体质，防病保健。

（四）肝俞

《玉龙歌》云："肝家血少目昏花，宜补肝俞力便加，更把三里频泻动，还光益血自无差。"年老之人或体虚之人，虽无大病亦可出现两目昏花，此乃肝血不足所致，可用补法针刺肝俞穴，同时可配足三里穴（用泻法），能起到明目作用。

（五）脾俞、胃俞

《针灸大成》云："食多身瘦：脾俞、胃俞。"意为进食虽不少，但身体瘦弱之人，可针脾俞、胃俞，以补后天之本，使身体强壮，诸病不生。

（六）命门

《扁鹊神应针灸玉龙经》："老人虚弱小便多，夜起频频更若何，针助命门真妙穴，艾加肾俞疾能和。"意思是说老年人小便频数，说明其肾气已渐衰，应用补法针刺命门穴，再加灸肾俞穴以补肾壮阳，可保持老年健康。

第二节 保健针法的临床应用

随着近代科学技术的迅速发展，毫针质量大大提高，使用管针进针法又极为方便，因此，一般人掌握简单的针刺技术是很容易的，这为普遍开展针刺养生保健提供了极为便利的条件。

（一）预防感冒

在流感流行期间，使用针灸对未感染者进行预防，效果颇为显著，比用其他方法简便、经济，且效果优于用药物预防。平时若有感冒的先驱症状，如感觉喉部微痒或鼻咽不适，立即进行针刺或艾灸，即可防止感冒的发生。

取穴：足三里。

足三里为全身强壮要穴，针刺该穴能提高机体的防御免疫功能，使白细胞数增加，吞噬能力增强，网状内皮系统功能增强，对感冒及各种传染病有确切的预防作用。进针1~1.3寸，提插捻转，得气后留针半小时。在留针期间可运针2~3次，以加强针感。

（二）预防虚弱性胃肠疾病

中医认为，胃主受纳水谷，脾主运化，即运化水谷之精微，化生血液，输布全身，营养五脏六腑，故称脾胃为"气血生化之源""后天之本"；同时，脾还运化水湿及代谢产物，并经水道膀胱排出体外。故脾胃虚弱，不仅会出现食欲不振、胃脘不适、胃中时时隐痛、腹胀肠鸣、便溏等症，还可出现身体虚弱、疲乏无力、精神不振、少气懒言、面色不华等，由于体质虚弱，抗病能力降低，易受各种疾病的侵袭。所以健运脾胃以补后天之本，是养生保健、强壮体质的重要措施。

取穴：足三里、中脘、三阴交、脾俞、胃俞。

足三里是胃经合穴，可养胃调中、益气养血，是全身强壮要穴；三阴交为脾经穴，又为肝、脾、肾三经之交会穴，可健脾益阴、调补肝肾，亦为养生保健之常用穴；中脘为胃之募穴，脾俞、胃俞为脾胃之气输注于背部之穴，具有健运脾胃、斡旋中焦、化生气血之功。诸穴同用，健脾和胃、强壮保健作用甚著。脾胃虚弱而又无大病之人，保健强身可以足三里、三阴交为主穴，此二穴针刺操作方便，可自行施针。体弱明显者，可加脾俞、胃俞、中脘，诸穴轮流使用，亦可针灸并施。

足三里直刺1~1.2寸，三阴交直刺0.8~1寸，均以得气为度，留针30分钟，每3~4天针1次，可自行施针。必要时可加脾俞、胃俞，针向脊柱方向呈30°~45°角斜刺，进针1~1.2寸，或向下斜刺，进针0.5~0.8寸，此二穴切勿直刺深刺，以免损伤内脏。中脘一般直刺 0.8~1.2 寸，需根据病人胖瘦决定针刺深度，瘦人宜浅刺（0.5~0.8 寸），胖人可针 1~2 寸，以有胀感为度。

（三）预防肾气虚衰

老年人常出现腰酸腿软、行动迟缓、耳聋目花、反应迟钝、阳痿、早泄、小便频数等症，是由于肾气渐衰、阳气不充所致，《扁鹊心书》中云："年四十阳气衰而起居乏，五十体重，耳目不聪明矣；六十阳气大衰，阴痿，九窍不利，上实下虚，涕泣皆出矣。夫人之真元，乃一身之主宰，真气壮则人强，真气虚则人病，真气脱则人死。保命之法，灼艾第一，丹药第二，附子第三。"

取穴：肾俞、命门、气海俞、关元俞、气海、关元、足三里、三阴交、太溪。

肾俞为肾之精气输注于背部之处，可调补肾气；命门为补肾壮阳要穴；气海、关元均有培补元气、益肾固本之功，主生殖，主治诸虚百损，壮一身之气；足三里为强壮要穴；三阴交可调肝养肾；太溪为肾经原穴，能养肾阴、补肾气。故上述诸穴可培元固肾，主虚损诸证。

老年人多阳气不足，故上述穴位宜针灸并施，或针用补法，每次留针 20~30 分钟，每周施针 2~3 次，10 次为一个疗程。休息 5~10 天后，再行下一疗程的治疗。

对上述穴位进行自我按摩，还可防老抗衰。

（四）预防冠心病

慢性冠状动脉供血不足时，经常出现心前区疼痛或不适，用针刺预防具有较好的效果，近年来报道甚多。

取穴：内关、膻中、心俞、厥阴俞。

此四穴为防治冠心病的常用穴。内关为心包经络穴，具有明显的强心作用；膻中为气会，可理气宽胸，用于胸闷胸痛效果显著；心俞、厥阴俞为心与心包之气输注于背部之处，心脏病患者常在该处出现压痛阳性反应，对该点进行针刺或按摩，往往可收到显著效果。

内关直刺 0.5~0.8 寸，局部酸胀即可，不必要求有麻电感；膻中沿皮刺 0.3~0.5 寸，针尖可达骨膜，有胀痛感即可；心俞、厥阴俞位于背部脊柱两侧，针刺时宜向脊柱方向斜刺 0.8~1 寸，不宜深刺，尤忌直刺，以免损伤肺脏，引起气胸。每次可选 2 穴（内关、膻中为一组，心俞、厥阴俞为一组）轮流使用，留针 20~30 分钟，每日或隔日 1 次，10 次为一个疗程。作为预防，每月针一个疗程即可。

患者可经常按揉上述各穴进行自我保健，尤其是膻中、内关两穴。每穴 3~5 分钟，每日 1~2 次，长期坚持可益气强心、活血化瘀，对冠心病具有良好的预防和保健作用。

（五）预防高血压、半身不遂

高血压、半身不遂是中老年人的常见病。对血压较高，或已有动脉硬化的人而言，经常头晕，或一时出现肢端麻木、言语不利等情况，常为中风先兆，应立即行针灸以防其发展为半身不遂。

取穴：足三里、绝骨、阳陵泉、三阴交、曲池、内关。

足三里、绝骨为预防中风之经验穴，针刺法适用于肝肾阴虚、肝阳上亢之患者，而灸法则对阴阳两虚者尤为适用；阳陵泉为八会穴之筋会，主治一切筋病；三阴交有益阴潜阳、活血化瘀之功；内关强心，可促进血液循环，通经活络；曲池疏通阳明经经气，且配阳陵泉，为防治半身不遂之最佳选穴，具有通经络、行气血之功，《百症赋》云："半身不遂，阳陵远达于曲池。"

作预防之用，不必每穴均取，上穴可交替使用，一般每次选 2 穴，如足三里和绝骨，阳陵泉和曲池，内关和三阴交。每组穴可连续使用一个疗程（10次），然后换另一组穴；也可每次选一组穴，下次用另一组穴，交替进行。针刺得气后，留针20～30分钟。如有中风先兆，可每日1次；无先兆症状者，也可在季节变换时施针以作预防。

（六）预防呼吸道疾病

慢性支气管炎是中老年人的常见病之一，针灸预防效果较好。对肺气虚弱、经常咳嗽之人，亦可进行针灸预防。

取穴：大杼、风门、肺俞、膻中、内关、丰隆。

大杼、风门、肺俞均位于上背部，针刺宜斜刺浅刺，平时预防则以灸法为主。膻中、内关针法同前述，患者也可自行点揉，每次每穴3～5分钟。如感到胸闷、气促，可用力稍重，点揉后即可感到轻松。丰隆有化痰作用，多用针刺，进针1～1.2寸，针感可向足部扩散，或有局部酸胀感。

（七）预防妇科病

月经不调、带下、不孕为妇女常见病症，应采取积极的预防措施，而用针刺预防是一项简便有效的方法。

取穴：关元、三阴交、足三里、肾俞、命门。

关元为足三阴经与任脉之交会穴，三阴交为足三阴经之交会穴，此二穴为治疗一切妇科疾病必用之主穴；足三里可调脾胃、益气血，为强壮要穴；肾俞、命门补先天之不足，益肾壮阳，调理冲任。故此五穴能防治妇科冲任失调诸多疾病。

关元向下斜刺0.8～1.2寸，使针感向前阴部放散；三阴交直刺0.8～1.2寸，局部酸胀为宜，有时可有麻电感传向足底，但一般不必追求此种针感；肾俞、命门宜刺0.8～1.2寸；足三里直刺0.8～1.2寸。

上述诸穴可自行按摩。以关元为中心，用掌摩法在小腹部左转 30 次，右转 30 次；以肾俞、命门为主在腰骶部用掌擦法，搓擦 50~60 次；再点按揉三阴交、足三里各 1~3 分钟。每天坚持 1~2 次（可睡前做），可起到预防妇科疾患的作用。

（八）防皱美容

人们经常用"容光焕发，神采奕奕"来形容人之外观。容光者，面之光泽、色泽，乃气之华也。《四诊抉微》："夫气由脏发，色随气华。"可见色泽是脏腑气血之外荣。又《灵枢·邪气脏腑病形》篇讲："十二经脉，三百六十五络，其血气皆上于面而走空窍。"这说明面色与脏腑、经络、气血有着非常重要的联系。面色萎黄而无华者，乃气虚不荣；面色㿠白而不泽者，乃血不上荣；面色黧黑者，乃阴寒内盛，血失温荣；面色暗而有褐色斑者，乃气滞血瘀；颜面丘疹如刺，乃热邪上蒸所致。总之，气血调和，则面华有光，气血失调，则面暗而无光。

针灸治疗痤疮、褐色斑以及用于抗皱防衰都有一定效果。

取穴：面部阿是穴、局部穴为主，配以合谷、足三里、三阴交。

局部穴可疏通经络、行气活血，促进局部血液循环，改善组织营养状况，从而防止皱纹出现或消除较浅的皱纹及褐色斑等；配合谷、足三里、三阴交，可调整全身功能，健脾和胃，调肝补肾，益气养血，使全身代谢功能旺盛而防止人体老化，推迟皮肤皱纹及老年斑的出现。

消除皱纹及面部褐色斑，可选局部穴位如阳白、攒竹、印堂、太阳、丝竹空、瞳子髎、四白、承泣、迎香、地仓、颊车、颧髎、下关、承浆等，给予多针浅刺、轻刺，一般进针 1~3 分，留针 15~20 分钟，每 2~3 日 1 次。

（九）延年益寿

古代有许多用针灸以养生保健、延年益寿的经验，尤其是灸法，其应用非常普遍，针刺则由于操作略为复杂，加之古代针具粗大，不易推广普及，故使用者较少。随着近代科技发展，针具改进，简单针刺技术日渐容易被人掌握，故针刺用于延年益寿将会越来越广泛。

取穴：足三里、三阴交、中脘、关元、大椎、曲池、脾俞、肾俞、心俞、肝俞、肺俞等。

足三里为全身保健强壮之要穴，能调节消化系统功能，促进营养吸收，对全身各个系统都有强壮作用。针灸足三里可以健脾和胃，补中益气，养血生津，宣通气机，调和阴阳，强壮全身，是保健灸不可少的主穴。

三阴交为足三阴经（即肝、脾、肾三经）之交会穴，具有健脾和胃、理气化湿、疏肝解郁、益肾养阴、调经血、主生殖之功，可防治消化系统及妇科多种疾病，尤为治疗泌尿、生殖系统及消化系统疾病所必用之要穴。

中脘又名太仓，位于中焦，恰在胃上，为胃之募穴、六腑之会，与胆、胃、小肠、大肠、膀胱、三焦均有关，故具有调胃和中、补虚益气、化血生津、强健全身的功能，为养生保健常用穴之一。

关元又名丹田，是男子藏精、女子蓄血之处，为一身元气之所在，又为肺、脾、肾三经与任脉之交会穴，是冲脉、任脉、督脉之源，故具有培肾固本、调气回阳及主生殖之功。针灸之使元气充足，虚损可复，故主诸虚百损，壮一身之气，为长寿保健之要穴。

大椎穴为手、足三阳经之会，穴属督脉，督脉上通于脑，有总督诸阳的作用，故具有清脑宁神、祛风清热、宣通阳气的作用，也常用作保健。

曲池为大肠经合穴，是上肢要穴之一，大肠与肺相表里，故该穴具有祛风解表、清热利湿、调和营卫、疏通经络、强壮明目及调节全身功能的作用，亦常用作保健。

肺俞、心俞、肝俞、脾俞、肾俞为各脏精气输注于背部之所在。脾为后天之本，肾为先天之本，脾俞、肾俞除具有调节本脏之功能外，还可以壮先天之气，补后天之不足，从而调节全身脏器功能，故为养生保健强壮要穴。心俞、肺俞、肝俞则据病证加以选用，如心气不足加用心俞，肺气虚弱可选肺俞，肝郁气滞多用肝俞等。

中青年人以用针法为宜，多以足三里、三阴交为主穴，可每周针1次或每月针2~3次，能使人精力充沛、身体健康。中老年人由于阳气渐衰，可加关元、中脘、脾俞、肾俞等穴，或针灸并用，以补肾壮阳，健脾胃，益气血，强壮全身。大椎、曲池、心俞、肝俞、肺俞则根据具体情况加以选用。

附录　穴位图谱

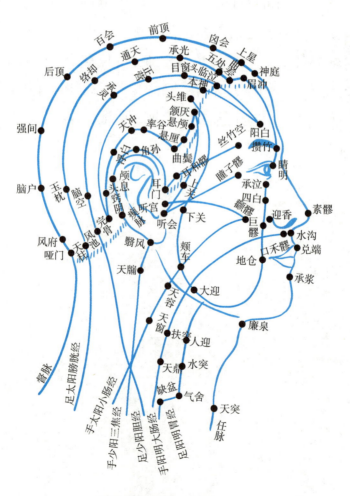

图附-1　面部、颈部穴位图

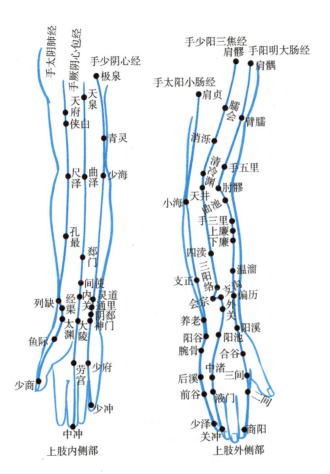

图附-2 上肢穴位图

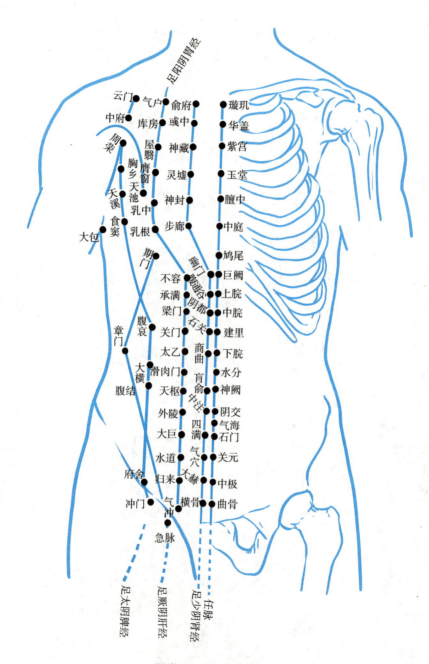

图附-3 胸腹部穴位图

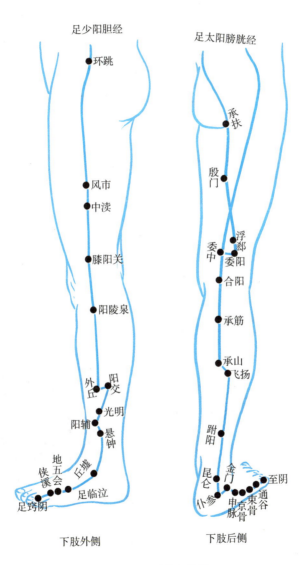

图附-4 下肢穴位图

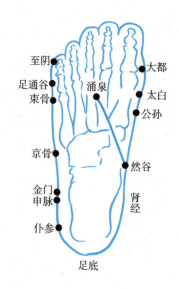
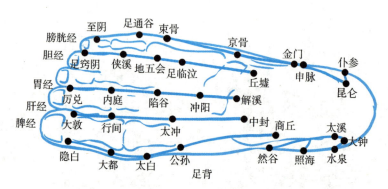

图附-5 足部穴位图

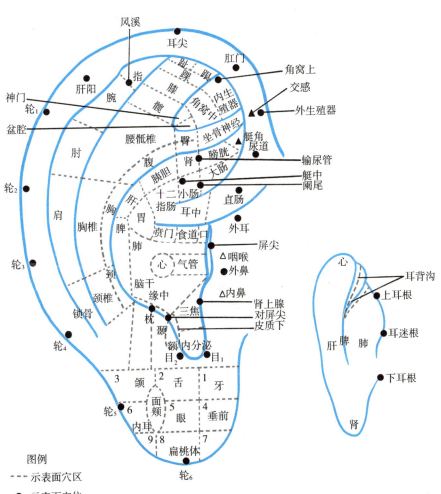

图附-6 耳穴图